国家卫生和计划生育委员会"十三五"规划教材配套教材

全国高等学校药学类专业第八轮规划教材配套教材

供药学类专业用

生药学实验指导

第3版

U0285041

主 编　陈随清

编 者（以姓氏笔画为序）

王　曙（四川大学华西药学院）　　　郑　岩（河南中医药大学）

王有为（武汉大学药学院）　　　　　胡海波（北京大学药学院/赣南医学院）

王添敏（辽宁中医药大学）　　　　　秦路平（第二军医大学）

方进波（华中科技大学药学院）　　　晁　志（南方医科大学）

吕光华（成都中医药大学）　　　　　殷　军（沈阳药科大学）

向　兰（山东大学药学院）　　　　　高建平（山西医科大学）

齐炼文（中国药科大学）　　　　　　姬生国（广东药科大学）

杨瑶珺（北京中医药大学）　　　　　黄　真（浙江中医药大学）

陈　旭（桂林医学院）　　　　　　　舒晓宏（大连医科大学）

陈随清（河南中医药大学）　　　　　蔡少青（北京大学药学院）

陈道峰（复旦大学药学院）　　　　　潘清平（湖南中医药大学）

周　晔（天津医科大学）

人民卫生出版社

图书在版编目（CIP）数据

生药学实验指导 / 陈随清主编. —3 版. —北京：人民卫
生出版社，2017
　ISBN 978-7-117-24152-6

　Ⅰ. ①生…　Ⅱ. ①陈…　Ⅲ. ①生药学－实验－医学院
校－教学参考资料　Ⅳ. ①R93-33

　中国版本图书馆 CIP 数据核字（2017）第 029948 号

人卫智网	www.ipmph.com	医学教育、学术、考试、健康，
		购书智慧智能综合服务平台
人卫官网	www.pmph.com	人卫官方资讯发布平台

生药学实验指导
第 3 版

主　　编：陈随清
出版发行：人民卫生出版社（中继线 010-59780011）
地　　址：北京市朝阳区潘家园南里 19 号
邮　　编：100021
E - mail：pmph @ pmph.com
购书热线：010-59787592　010-59787584　010-65264830
印　　刷：北京市艺辉印刷有限公司
经　　销：新华书店
开　　本：787×1092　1/16　印张：10
字　　数：250 千字
版　　次：2007 年 8 月第 1 版　2017 年 5 月第 3 版
　　　　　2023 年 2 月第 3 版第 8 次印刷（总第 18 次印刷）
标准书号：ISBN 978-7-117-24152-6
定　　价：21.00 元
打击盗版举报电话：**010-59787491**　E-mail：**WQ @ pmph.com**
质量问题联系电话：**010-59787234**　E-mail：**zhiliang @ pmph.com**
数字融合服务电话：**4001118166**　E-mail：**zengzhi @ pmph.com**

全国高等学校药学类专业本科国家卫生和计划生育委员会规划教材是我国最权威的药学类专业教材,于1979年出版第1版,1987—2011年间进行了6次修订,并于2011年出版了第七轮规划教材。第七轮规划教材主干教材31种,全部为原卫生部"十二五"规划教材,其中29种为"十二五"普通高等教育本科国家级规划教材;配套教材21种,全部为原卫生部"十二五"规划教材。本次修订出版的第八轮规划教材中主干教材共34种,其中修订第七轮规划教材31种;新编教材3种,《药学信息检索与利用》《药学服务概论》《医药市场营销学》;配套教材29种,其中修订24种,新编5种。同时,为满足院校双语教学的需求,本轮新编双语教材2种,《药理学》《药剂学》。全国高等学校药学类专业第八轮规划教材及其配套教材均为国家卫生和计划生育委员会"十三五"规划教材、全国高等医药教材建设研究会"十三五"规划教材,具体品种详见出版说明所附书目。

该套教材曾为全国高等学校药学类专业唯一一套统编教材,后更名为规划教材,具有较高的权威性和较强的影响力,为我国高等教育培养大批的药学类专业人才发挥了重要作用。随着我国高等教育体制改革的不断深入发展,药学类专业办学规模不断扩大,办学形式、专业种类、教学方式亦呈多样化发展,我国高等药学教育进入了一个新的时期。同时,随着药学行业相关法规政策、标准等的出台,以及2015年版《中华人民共和国药典》的颁布等,高等药学教育面临着新的要求和任务。为跟上时代发展的步伐,适应新时期我国高等药学教育改革和发展的要求,培养合格的药学专门人才,进一步做好药学类专业本科教材的组织规划和质量保障工作,全国高等学校药学类专业第五届教材评审委员会围绕药学类专业第七轮教材使用情况、药学教育现状、新时期药学人才培养模式等多个主题,进行了广泛、深入的调研,并对调研结果进行了反复、细致的分析论证。根据药学类专业教材评审委员会的意见和调研、论证的结果,全国高等医药教材建设研究会、人民卫生出版社决定组织全国专家对第七轮教材进行修订,并根据教学需要组织编写了部分新教材。

药学类专业第八轮规划教材的修订编写,坚持紧紧围绕全国高等学校药学类专业本科教育和人才培养目标要求,突出药学类专业特色,对接国家执业药师资格考试,按照国家卫生和计划生育委员会等相关部门及行业用人要求,在继承和巩固前七轮教材建设工作成果的基础上,提出了"继承创新""医教协同""教考融合""理实结合""纸数同步"的编写原则,使得本轮教材更加契合当前药学类专业人才培养的目标和需求,更加适应现阶段高等学校本科药学类人才的培养模式,从而进一步提升了教材的整体质量和水平。

为满足广大师生对教学内容数字化的需求,积极探索传统媒体与新媒体融合发展的新型整体教学解决方案,本轮教材同步启动了网络增值服务和数字教材的编写工作。34 种主干教材都将在纸质教材内容的基础上,集合视频、音频、动画、图片、拓展文本等多媒介、多形态、多用途、多层次的数字素材,完成教材数字化的转型升级。

需要特别说明的是,随着教育教学改革的发展和专家队伍的发展变化,根据教材建设工作的需要,在修订编写本轮规划教材之初,全国高等医药教材建设研究会、人民卫生出版社对第四届教材评审委员会进行了改选换届,成立了第五届教材评审委员会。无论新老评审委员,都为本轮教材建设做出了重要贡献,在此向他们表示衷心的谢意!

众多学术水平一流和教学经验丰富的专家教授以高度负责的态度积极踊跃和严谨认真地参与了本套教材的编写工作,付出了诸多心血,从而使教材的质量得到不断完善和提高,在此我们对长期支持本套教材修订编写的专家和教师及同学们表示诚挚的感谢!

本轮教材出版后,各位教师、学生在使用过程中,如发现问题请反馈给我们(renweiyaoxue@163.com),以便及时更正和修订完善。

全国高等医药教材建设研究会

人民卫生出版社

2016 年 1 月

国家卫生和计划生育委员会"十三五"规划教材
全国高等学校药学类专业第八轮规划教材书目

序号	教材名称	主编	单位
1	药学导论(第4版)	毕开顺	沈阳药科大学
2	高等数学(第6版)	顾作林	河北医科大学
	高等数学学习指导与习题集(第3版)	顾作林	河北医科大学
3	医药数理统计方法(第6版)	高祖新	中国药科大学
	医药数理统计方法学习指导与习题集(第2版)	高祖新	中国药科大学
4	物理学(第7版)	武 宏	山东大学物理学院
		章新友	江西中医药大学
	物理学学习指导与习题集(第3版)	武 宏	山东大学物理学院
	物理学实验指导★★★	王晨光	哈尔滨医科大学
		武 宏	山东大学物理学院
5	物理化学(第8版)	李三鸣	沈阳药科大学
	物理化学学习指导与习题集(第4版)	李三鸣	沈阳药科大学
	物理化学实验指导(第2版)(双语)	崔黎丽	第二军医大学
6	无机化学(第7版)	张天蓝	北京大学药学院
		姜凤超	华中科技大学同济药学院
	无机化学学习指导与习题集(第4版)	姜凤超	华中科技大学同济药学院
7	分析化学(第8版)	柴逸峰	第二军医大学
		邸 欣	沈阳药科大学
	分析化学学习指导与习题集(第4版)	柴逸峰	第二军医大学
	分析化学实验指导(第4版)	邸 欣	沈阳药科大学
8	有机化学(第8版)	陆 涛	中国药科大学
	有机化学学习指导与习题集(第4版)	陆 涛	中国药科大学
9	人体解剖生理学(第7版)	周 华	四川大学华西基础医学与法医学院
		崔慧先	河北医科大学
10	微生物学与免疫学(第8版)	沈关心	华中科技大学同济医学院
		徐 威	沈阳药科大学
	微生物学与免疫学学习指导与习题集★★★	苏 昕	沈阳药科大学
		尹丙姣	华中科技大学同济医学院
11	生物化学(第8版)	姚文兵	中国药科大学
	生物化学学习指导与习题集(第2版)	杨 红	广东药科大学

续表

序号	教材名称	主编	单位
12	药理学(第8版)	朱依谆	复旦大学药学院
		殷　明	上海交通大学药学院
	药理学(双语)★★	朱依谆	复旦大学药学院
		殷　明	上海交通大学药学院
	药理学学习指导与习题集(第3版)	程能能	复旦大学药学院
13	药物分析(第8版)	杭太俊	中国药科大学
	药物分析学习指导与习题集(第2版)	于治国	沈阳药科大学
	药物分析实验指导(第2版)	范国荣	第二军医大学
14	药用植物学(第7版)	黄宝康	第二军医大学
	药用植物学实践与学习指导(第2版)	黄宝康	第二军医大学
15	生药学(第7版)	蔡少青	北京大学药学院
		秦路平	第二军医大学
	生药学学习指导与习题集★★★	姬生国	广东药科大学
	生药学实验指导(第3版)	陈随清	河南中医药大学
16	药物毒理学(第4版)	楼宜嘉	浙江大学药学院
17	临床药物治疗学(第4版)	姜远英	第二军医大学
		文爱东	第四军医大学
18	药物化学(第8版)	尤启冬	中国药科大学
	药物化学学习指导与习题集(第3版)	孙铁民	沈阳药科大学
19	药剂学(第8版)	方　亮	沈阳药科大学
	药剂学(双语)★★	毛世瑞	沈阳药科大学
	药剂学学习指导与习题集(第3版)	王东凯	沈阳药科大学
	药剂学实验指导(第4版)	杨　丽	沈阳药科大学
20	天然药物化学(第7版)	裴月湖	沈阳药科大学
		娄红祥	山东大学药学院
	天然药物化学学习指导与习题集(第4版)	裴月湖	沈阳药科大学
	天然药物化学实验指导(第4版)	裴月湖	沈阳药科大学
21	中医药学概论(第8版)	王　建	成都中医药大学
22	药事管理学(第6版)	杨世民	西安交通大学药学院
	药事管理学学习指导与习题集(第3版)	杨世民	西安交通大学药学院
23	药学分子生物学(第5版)	张景海	沈阳药科大学
	药学分子生物学学习指导与习题集★★★	宋永波	沈阳药科大学
24	生物药剂学与药物动力学(第5版)	刘建平	中国药科大学
	生物药剂学与药物动力学学习指导与习题集(第3版)	张　娜	山东大学药学院

续表

序号	教材名称	主编	单位
25	药学英语(上册、下册)(第5版)	史志祥	中国药科大学
	药学英语学习指导(第3版)	史志祥	中国药科大学
26	药物设计学(第3版)	方　浩	山东大学药学院
	药物设计学学习指导与习题集(第2版)	杨晓虹	吉林大学药学院
27	制药工程原理与设备(第3版)	王志祥	中国药科大学
28	生物制药工艺学(第2版)	夏焕章	沈阳药科大学
29	生物技术制药(第3版)	王凤山	山东大学药学院
		邹全明	第三军医大学
	生物技术制药实验指导★★★	邹全明	第三军医大学
30	临床医学概论(第2版)	于　锋	中国药科大学
		闻德亮	中国医科大学
31	波谱解析(第2版)	孔令义	中国药科大学
32	药学信息检索与利用★	何　华	中国药科大学
33	药学服务概论★	丁选胜	中国药科大学
34	医药市场营销学★	陈玉文	沈阳药科大学

注:★为第八轮新编主干教材;★★为第八轮新编双语教材;★★★为第八轮新编配套教材。

全国高等学校药学类专业第五届教材评审委员会名单

顾　　问　吴晓明　中国药科大学

　　　　　周福成　国家食品药品监督管理总局执业药师资格认证中心

主 任 委 员　毕开顺　沈阳药科大学

副主任委员　姚文兵　中国药科大学

　　　　　郭　姣　广东药科大学

　　　　　张志荣　四川大学华西药学院

委　　员（以姓氏笔画为序）

王凤山　山东大学药学院　　　　　　　　陆　涛　中国药科大学

朱　珠　中国药学会医院药学专业委员会　周余来　吉林大学药学院

朱依谆　复旦大学药学院　　　　　　　　胡　琴　南京医科大学

刘俊义　北京大学药学院　　　　　　　　胡长平　中南大学药学院

孙建平　哈尔滨医科大学　　　　　　　　姜远英　第二军医大学

李　高　华中科技大学同济药学院　　　　夏焕章　沈阳药科大学

李晓波　上海交通大学药学院　　　　　　黄　民　中山大学药学院

杨　波　浙江大学药学院　　　　　　　　黄泽波　广东药科大学

杨世民　西安交通大学药学院　　　　　　曹德英　河北医科大学

张振中　郑州大学药学院　　　　　　　　彭代银　安徽中医药大学

张淑秋　山西医科大学　　　　　　　　　董　志　重庆医科大学

　　《生药学实验指导》(第3版)是国家卫生和计划生育委员会"十三五"规划教材和全国高等医药教材建设研究会"十三五"规划教材《生药学》(第7版)的配套教材,本书紧密配合新版教材内容而编写。

　　全书主要由第一篇、第二篇及附录组成。

　　第一篇　方法与技术,主要内容为生药的基源鉴定、性状鉴定、显微鉴定、理化鉴定、生物鉴定的基本方法与技术,突出了生药品种和质量鉴定方法的基本原理、基本技能、基本技术。

　　第二篇　实验,共有36个实验,实验教学内容紧扣主干教材,并依据2015年版《中国药典》的理化鉴定内容进行了修改。根据教学的需要,我们加强了生药的性状鉴别,强调了以理化鉴别方法学的学习为主,并根据近年来各院校实验教学改革的需要,增加了设计性与综合性实验,旨在加强学生系统学习、主动学习和创造性学习的能力,使其动手能力、分析问题和解决问题的能力得到提高,以适应21世纪药学事业发展的需要。这些实验教学内容可供4～7年制的药学学生使用,各院校可根据实际教学条件和教学计划而调整选择实验。

　　附录主要包括各种薄层板的制备,试剂、试纸的配制与制备,化学成分的鉴定方法,显微镜的应用与清洁等,供学生课前预习或课后复习参考。

　　本书内容丰富,比较全面系统,适用性广,重点药材的鉴别与2015年版《中国药典》紧密结合,可供医药院校药学专业、制药专业、药物制剂专业、营销专业本科及各个教育层次的学生使用,也可供相关专业研究生使用,是从事药学工作各类专业人员及医药工作者的参考工具书。

　　由于编写时间仓促和编者水平有限,教材中难免存在缺点和错误,敬请批评指正,以便修订时完善。

编　者
2016年1月

目　　录

一、实 验 目 的

实验目的是使学生通过实践加深理解、复习巩固课堂所学理论,学会鉴定生药真伪、优劣的方法,培养实际的工作能力和严肃认真的科学态度。

二、实验主要内容

1. 原植(动)物鉴定 主要鉴定生药的植(动)物来源,即生药来源的科名、属名、种名,应用植、动物分类的方法,对植、动物各器官进行鉴定,确定其分类地位与学名。

2. 性状鉴定 应用现代科学方法,结合经验鉴别方法,主要用眼看、手摸、鼻闻、口尝、水试、火试等手段,鉴别生药的形、色、气、味、质地、断面等特征,判断生药真伪和优劣。

3. 显微鉴定 是指将生药制成不同的显微制片,用显微镜观察其组织构造、细胞形状以及内含物的特征,判断生药真伪的鉴定方法。

4. 理化鉴定 是指利用生药所含的某种或某类化学成分,通过其物理或化学性质来鉴定生药真伪、优劣的一种重要鉴定方法。

三、实验注意事项

(一)实验前的准备工作

1. 根据实验计划表,预习与实验有关的课堂讲授内容,并阅读指定的参考文献。

2. 仔细阅读实验的内容,要求弄懂实验的原理、方法及操作步骤。

3. 对于需同时进行的几项实验,预先思考实验的先后次序,以便实验时心中有数,不忙乱,不拖拉。

4. 准备好各种自备的实验用品,如铅笔(H、HB各1支)、橡皮擦、直尺、报告纸等。

(二)实验中的要求

1. 遵守实验室规则,保持实验室安静。

2. 实验认真,观察仔细,真实记录。

3. 由于实验时间有限,实验时应当妥善安排好自己的工作,注意力应集中在主要的问题上,不要花很多时间去钻研一些次要问题,一时解决不了的次要问题,可留待课外时间去解决。

4. 实验开始前,教师进行讲解和提问时应当注意听讲,并作必要的记录。

5. 在实验过程中,应当随时将观察所得现象、测量和称量的数据及结果等写在报告纸上;应当养成能随时作出准确、清楚、整齐的记录而不需要誊抄的良好习惯,测量及称量数据,禁止用另外纸片记录。

(三)实验完毕时的要求

1. 按照教师指定时间交实验报告。

2. 把实验用仪器、用具等收拾干净放在指定的位置,实验桌面上应随时保持整洁,非实验必要物品一律不许放在桌面或桌架上。

3. 值日生负责最后清扫实验室地面、清理桌面、擦净黑板及指定的其他工作，污物缸内废物到达缸高度 1/2 以上时，应及时清除。

4. 实验完毕时，应检查水源、电源是否关好，离开实验室前应关好门窗。

四、实验报告的书写要求与格式

（一）实验报告的书写要求

实验报告的书写是一项重要的基本技能，它不仅是对每一次实验的总结，更重要的是可以培养和训练学生的逻辑归纳能力、综合分析能力和文字表达能力，是科学论文写作的基础，因此参加实验的每位学生均应及时、认真地书写实验报告。主要要求如下：

1. 实验报告要求条理清楚、重点突出、结论准确。

2. 绘图的实验报告，要求书面布局合理、图形真实、结构清晰。

3. 绘图要求线条流畅、粗细均匀、明暗一致。

4. 所绘组织简图各部位的表示应遵循通用的代表符号。

5. 绘完图后，用细直、均匀的平行直线从图的右边引出、对齐，注明各结构名称，可以直接用文字，也可以用数码代注，或在图下说明。

6. 每一幅图都应在其下方注明药材的名称、部位以及放大倍数。

（二）实验报告格式

1. 实验名称。

2. 实验目的。

3. 实验过程及数据、现象记录。

4. 实验数据分析、误差分析、现象分析。

5. 实验思考问题。

第一篇 方法与技术

一、药材取样法

从大量样品中取出少量样品进行分析，称为取样。取样必须注意要有科学性、真实性、代表性。其基本原则是均匀、合理。一般应该注意：

1. 取样前，应注意品名、产地、规格等级及包件式样是否一致，检查包装的完整性，清洁程度以及有无水渍、霉变或其他物质污染等情况，并详细记录。凡有异常情况的包件，应单独检验。

2. 从同批药材包件中抽取检定用样品，原则如下：药材总包件数在 100 件以下的，取样 5 件；100～1000 件，按 5% 取样；超过 1000 件的，超过部分按 1% 取样；不足 5 件的，逐件取样；贵重药材，不论包件多少均逐件取样。

3. 对破碎的、粉末状的或大小在 1cm 以下的药材，可用采样器抽取样品，每一包件至少在不同部位抽取 2～3 份样品，包件多的，每一包件的取样量一般按下列规定：一般药材 100～500g，粉末状药材 25～50g，贵重药材 5～10g，个体大的药材，根据实际情况抽取代表性的样品。如药材的个体较大时，可在包件不同部位（包件大的应从 10cm 以下的深处）分别抽取。

4. 将所取样品混合拌匀，即为总样品。对个体较小的药材，应排成正方形，依对角线划"×"，使分为四等份，取用对角两份，再如上操作，反复数次至最后剩余的量足够完成所有必要的试验以及留样数为止，此为平均样品。个体大的药材，可用其他适当方法取平均样品。平均样品的量一般不得少于实验所需用的 3 倍数，即 1/3 供实验室分析用，1/3 供复检用，其余 1/3 则为留样保存，保存期至少一年。

取样是检验工作中非常重要的环节，因为取样之后的一系列检验工作都是针对这个具体样品进行的，如果检样不具有代表性，则检验工作也不可能获得正确的结论，从而造成很大的浪费。因此，必须认真对待取样工作。

二、药材检定通则

药材的检定包括"性状""鉴别""检查""浸出物测定""含量测定"等项目。检定时应注意下列有关的各项规定。

1. 取样应按上述"药材取样法"的规定进行。

2. 为了正确检定药材，必要时可用符合 2015 年版《中国药典》规定的相应药材标本作对照。

3. 供检定的药材如已破碎或粉碎，除"性状""显微鉴别"项可不完全相同外，其他各项应符合规定。

4. "性状"系指药材的形状、大小、色泽、表面特征、质地、断面（包括折断面或切断面）特征及气味等。

（1）形状是指干燥药材的形态。观察时一般不需预处理，如观察很皱缩的全草、叶或花类,可先浸湿使软,展平。观察某些果实、种子时,如有必要可浸软后,取下果皮或种皮,以观察内部特征。

（2）大小是指药材的长短、粗细（直径）和厚度。一般应测量较多的供试品,可允许有少量高于或低于规定的数值。测量时可用毫米刻度尺。对细小的种子或果实类,可放在有毫米方格线的纸上,每10粒种子紧密排成一行,测量后求其平均值。

（3）药材的色泽,一般应在日光灯下观察。如用两种色调复合描述色泽时,以后一种色调为主。例如黄棕色,即以棕色为主。

（4）观察表面特征、质地和断面时,供试品一般不作预处理。如折断面不易观察到纹理,可削平后进行观察。

（5）检查气味时,可直接嗅闻,或在折断、破碎或搓揉时进行。必要时可用热水湿润后检查。

（6）检查味感时,可取少量直接口尝,或加开水浸泡后尝其浸出液。有毒的药材如需尝味时,应注意防止中毒。

5.“鉴别”系指检定药材真实性的方法,包括经验鉴别、显微鉴别及理化鉴别。

（1）经验鉴别系指用简便易行的传统方法观察颜色变化、入水浮沉情况以及火烧爆鸣、色焰等特征。

（2）显微鉴别系指用显微镜观察药材切片、粉末或表面等的组织、细胞特征。照药材及成方制剂显微鉴别法（2015版《中国药典》通则2001）项下的方法制片观察。

（3）理化鉴别系指用化学或物理的方法,对药材中所含某些化学成分进行的鉴别试验。

1）如用荧光法鉴别:将药材（包括断面、浸出物等）或经酸、碱处理后,置紫外线灯下约10cm处观察所产生的荧光。除另有规定外,紫外线灯的波长为365nm。

2）如用微量升华法鉴别:取金属片,置石棉网上,金属片上放一高约8mm的金属圈,圈内放置适量药材粉末,圈上覆盖载玻片,在石棉网下用酒精灯缓缓加热,至粉末开始变焦,去火待凉,载玻片上有升华物凝集。将载玻片反转后,置显微镜下观察结晶形状、色泽,或取升华物加试液观察反应。

3）光谱和色谱鉴别:常用的有紫外 - 可见分光光度法、红外分光光度法、薄层色谱法、高效液相色谱法、气相色谱法等。

（4）聚合酶链式反应（PCR）鉴别法是通过比较药材、饮片的DNA差异来鉴别药材、饮片的方法。

6.“检查”系指对药材的纯净程度、可溶性物质、有害或有毒物质进行的限量检查,包括水分、灰分、杂质、毒性成分、重金属及有害元素、二氧化硫残留、农药残留量、黄曲霉毒素等。

7.“浸出物测定”系指用水或其他适宜的溶剂对药材中可溶性物质进行测定的方法。进行测定时,需要粉碎的药材,应按2015版《中国药典》该项下规定的要求粉碎过筛,并注意混合均匀。

8.“含量测定”系指用化学、物理或生物的方法,对药材含有的有效成分、指标成分或类别成分进行的测定,包括挥发油及主成分的含量、生物效价测定等。测定方法常用光谱法和色谱法等。检查和测定的方法按2015版《中国药典》各药材项下规定的方法或指定的有关方法进行。

三、原植物鉴定

应用植物学(或动物学或矿物学)的形态和分类方面的知识对生药进行基源鉴定,以确定其正确学名,保证生药的品种准确无误。

1. 要了解被鉴定标本的产地及生境,并进行详细登记,为品种鉴定提供依据。

2. 待鉴定的标本要完整,应有根、茎、叶、花、果实和种子,观察时应注意标本习性,是否属于木本、草本、灌木等;对根、茎、叶、花、果实和种子,特别是繁殖器官更应仔细观察,对一些鉴定品种特别重要的器官形态,作重点观察。如待鉴定的标本不完整,无法确定时,应到产地实地调查,采集完整标本,供鉴定用。

3. 核对文献。根据观察到的形态特征,查阅有关植物分类学方面的文献,并加以分析对照,如《中国植物志》《中国高等植物图鉴》《中国药用植物志》《中药志》《中药大辞典》等。如根据观察到的形态特征,初步能确定其科的可直接查阅该科的分属检索表;如已确定其属的,可直接查阅属的分种检索表,便可确定其品种。各文献对同一种植物的描述可能不完全一致,故应多核对几种文献。所查文献在主要鉴别特征上有分歧或不完善,不足以确定其种时,则应查阅原始文献,即第一次记载该种(新种)植物时的文献。

4. 核对标本。通过查阅、核对文献后,初步确定了待鉴定标本的学名,然后可到标本室与已定名的该种标本进行核对。如有条件,能与模式标本(发现该新种时被描述的标本)核对。如核对无误,即可确定种名。对一些难以定名的标本,可请专家或植物分类研究单位协助鉴定。

四、生药性状鉴别

生药的性状鉴别主要采用眼看、手摸、鼻闻、口尝、水试、火试等简便的方法进行。

1. 生药性状鉴别的内容

(1) 形状:药材的形状与药用部位有关,每种药材的形状一般比较固定,是鉴别真伪的重要依据之一。如根类药材有圆形、圆锥形、纺锤形等;皮类药材有卷筒状、板片状等;种子类药材有圆球形、扁圆柱形等。可借鉴老药工对药材的经验鉴别术语。如防风的根茎部分,俗称"蚯蚓头";味连形如鸡爪,称"鸡爪黄连";厚朴近根部的干皮,称"靴筒朴";款冬花的花序基部连生,习称"连三朵";海马的外形为"马头蛇尾瓦楞身"等。

(2) 大小:药材的大小指长短、粗细、厚薄。要得出比较正确的大小数值,应观察较多的样品。如测量的大小与规定有差异时,可允许有少量高于或低于规定的数值,有些很小的种子类药材,如葶苈子、白芥子、车前子、菟丝子等,应在放大镜下测量。也可放在1mm方格的纸上,每10粒紧密排成一行,测量后求其平均值。

(3) 颜色:各种药材的颜色是不相同的,如丹参色红,黄连色黄,紫草色紫,乌梅色黑。药材因加工或贮藏不当,就会改变其固有的色泽,也预示质量发生了变化。很多药材的色调不是单一的,而是复合的色调。在描述药材颜色时,则应以后一种色调为主,如黄棕色,即以棕色为主,观察时一般在日光下进行。

(4) 表面特征:指药材表面光滑或是粗糙,有无皱纹、皮孔、毛茸等。双子叶植物的根类药材顶部有的带有根茎;单子叶植物有的具膜质鳞叶;蕨类植物的根茎常带有叶柄残基和鳞片。皮类药材表面有地衣斑和皮孔;叶类药材有毛茸。这些特征的有无和存在情况,常是鉴别药材的重要依据,应仔细观察。

（5）质地：是指药材的软硬、坚韧、疏松、致密、黏性或粉性等特征。有些药材因加工方法不同，质地也不同。如盐附子易吸潮变软，黑顺片则质硬而脆；含淀粉多的药材如经蒸煮加工，则因淀粉糊化，干燥后而质地坚实如白芍。在经验鉴别中，用于形容药材质地的术语很多，如"松泡"（南沙参）、"粉性"（贝母）、"油润"（当归）、"角质"（郁金）、"柴性"（黄柏）等。

（6）折断面：指药材折断时的现象，如易折断或不易折断，有无粉尘散落及折断时的断面特征。自然折断的断面应注意是平坦，还是显纤维性、颗粒性或裂片状，断面有无胶丝等。折断面的观察是很重要的，如茅苍术易折断，断面久置能"起霜"；白术不易折断，断面放置不"起霜"；杜仲折断时有银白色紧密相连的胶丝；黄柏折断面显纤维性；牡丹皮折断面平坦，显颗粒性。用刀片切成横切面，以便观察皮部与木部的比例、维管束的排列形状、射线的分布以及异型构造等。如大黄根茎可见"星点"，何首乌可见"云锦花纹"，黄芪有"菊花心"，大血藤断面皮部有数处嵌入木部，鸡血藤有红棕色皮部与黄白色木部相间排列而形成的偏心性环纹等。

（7）气味：药材独特的气与味，是直接以鼻闻和口尝而鉴别的。含挥发性物质的药材，大多有特殊的香气，如肉桂、薄荷、丁香等。阿魏气臭，鱼腥草气腥，气不明显的药材，可切碎后或用热水浸泡一下再闻。山楂味酸，黄连味苦，党参味甜，五味子味辛、苦等，如药材的味道发生改变，就要考虑其品种和质量问题。注意剧毒药不宜口尝，毒性较小的生药尝时也要小心，取量要少。

（8）水试：利用某些药材在水中的特殊现象来鉴别药材，如秦皮水浸液具碧蓝色荧光；车前子水浸泡，体积膨胀；沉香沉于水者为优；熊胆粉末在水面旋转后呈黄线下沉；牛黄的水浸液染指甲而习称为"挂甲"等。

（9）火试：利用某些药材火烧时，产生特殊的气味、颜色、烟雾、响声等来鉴别药材。如麝香灼烧时，香气浓烈，无臭气，灰烬为白色；血竭粉末置滤纸上灼烧时，对光透视显血红色，无扩散的油斑，无残留的灰烬；乳香、没药火试冒浓烟，有香气等。

2. 不同药用部位的性状鉴别注意点

（1）根类药材：双子叶植物根类药材一般呈圆柱形或圆锥形，上端常连接短缩的根茎；表面常较粗糙，多数有皮孔及支根痕；横断面呈放射状结构，形成层环大多明显，少数药材有异型构造。单子叶植物根类药材多为须根或膨大成块状根，一般说来表面较光滑，断面不呈放射状。

（2）根茎类药材：蕨类植物根茎的表面常有鳞片或鳞毛，有的周围密布整齐的叶柄基。双子叶植物根茎断面呈放射状结构，中心有明显的髓；单子叶植物的根茎断面不呈放射状，环内外均散有维管束小点；蕨类植物根茎断面有的中心为木部，无髓，有的木部呈完整的环，中心有髓，有的为数个分体中柱断续排列成环状。

（3）茎类药材：草质茎干缩后因维管束或机械组织的存在，常形成纵向隆起的棱线及凹沟；木质茎表面较粗糙，木栓层时有纵横裂纹，皮孔易察见。双子叶植物茎的横断面呈放射状结构，髓部较小，草质茎木部不发达，髓疏松或成空洞；木质茎木部发达，皮部薄；单子叶植物茎不呈放射状结构。

（4）皮类药材：皮类药材因所采部位、厚度及加工方法的不同，可呈板片状、卷片状、槽状、筒状或双筒状，近根部处有的呈靴状。皮类药材的外表面较粗糙，有裂纹和皮孔，有时栓皮呈鳞片状剥落，有的附着灰白色地衣斑块，有的着生钉刺或毛刺；内表面一般平滑、颜色较深，常可见纵向细纹理（纤维束）或网状皱纹。折断面有的平坦或呈颗粒状（示有石细胞群），有的呈纤维状或裂片状，且可层层撕离（示有纤维层），有的显油润（示含油室），也有折断时有胶丝状物相连或有粉尘等。

（5）木类药材：主要观察其形状、色泽、表面纹理与斑块、质地、气味，以及横切面、切向纵切面与径向纵切面所呈现的年轮、射线等纹理。

（6）叶类药材：观察叶片的形状、大小、色泽、叶端、叶基、叶缘、叶脉，上下表面，质地以及叶柄的有无或长短。叶面的表面特征比较多样，有的具较厚的角质层、光滑无毛，有的一面或两面被毛；有的在放大镜下可见腺鳞；有的叶片对光透视可见透明的腺点（油室），有的有黑色条纹，小叶片的基部常不对称等。

（7）花类药材：观察花的形态、大小，花各部分的形状、色泽、数目、排列、有无毛茸以及气味等，必要时湿润后在解剖镜下观察。以花序入药的，注意花序的类型及苞片或总苞片的形状。以单朵花入药的，注意其雄蕊类型、数目的多少、着生方式等。

（8）果实类药材：观察果的类型、形状、大小、颜色、顶部、基部、表面和切断面的特征以及有无残存的萼片、花萼、柱基及果柄。果实类药材的表面有的具光泽或被粉霜，有的有隆起的棱线，有的有凹下的油点（油室），有的着生毛茸。对完整的果实，还应注意所含种子的数目、形状、大小、色泽及表面特征。

（9）种子类药材：观察种子的形状、大小、颜色及表面特征，如种脐、种脊、合点、珠孔位置和形状，各种纹理、突起、毛茸、种阜的有无以及纵横剖面等。剥去种皮后，注意有无胚乳。一般胚乳退化的种子的内胚乳仅为一层透明膜状物，子叶发达，子叶富油质或粉性，有胚乳种子的内胚乳有的富油质，有的角质样。

（10）全草类药材：全草类药材的叶大多干缩或破碎，可湿润后摊平观察。若花、果实完整，可依原植物鉴定的方法进行。同一科属药材，可参照科属原植物形态特征的主要鉴别点进行鉴定。

五、生药显微鉴别

利用显微镜来观察生药的组织构造、细胞形状及其内含物或其他特征，是鉴别药材的真伪和纯度的一种方法。常用于单凭性状不易被识别的生药，性状相似不易被区别的多来源生药，以及粉末类生药。

鉴别时选择有代表性的样品，根据需要选择不同的显微制片技术，制备适合的显微标本片，然后进行观察。显微鉴别要根据观察的对象和目的，制作不同的显微制片，一般有粉末制片法、表面制片法、解离组织制片法、徒手切片法等，根据切片的部位不同，又分为横切片、径向纵切片、切向纵切片等。下面介绍实验室几种常用的制片方法。

（一）粉末制片法

粉末制片是用于制备粉末状生药及中成药的显微鉴别标本片的方法。此法是鉴别生药最常用方法之一，简便快速，主要鉴别细胞的形态特征，一般做临时观察用。常见的有两种方法：

1. 蒸馏水（或斯氏液）装片法　专门适用于观察淀粉粒。挑取粉末适量，置载玻片中央，然后滴加蒸馏水（或斯氏液）1～2滴。用牙签或解剖针拌匀，将镊子夹一洁净盖玻片沿液面从左至右轻轻放下，多余的试液用滤纸条吸去，保持装片洁净，即得。

2. 水合氯醛法（粉末透化法）　挑取适量粉末置载玻片上，滴加水合氯醛液1～2滴，置酒精灯上加热，待液体渗入粉末内部，渐成透明状（透化），试液因加热而渐渐挥干，再滴加水合氯醛液1～2滴，加热，透化，防止沸腾。然后滴加稀甘油1～2滴，用解剖针将粉末混匀，用镊子夹干净盖玻片沿液面从左至右轻轻放下，液体受压而延展，充满盖玻片下方。多余的试液用滤纸条吸去，保持装片洁净，即得。切忌用滤纸条在盖玻片上擦拭，补加液体时应在空隙的相对边缘加入，以防气泡产生。

颜色很深的粉末，可先进行脱色处理。取待检粉末少许置小烧杯中或载玻片上，加少许3%过氧化氢溶液或次氯酸钠溶液，待颜色变浅色后，除去液体。或取粉末置小烧杯中，加入适量水合氯醛在酒精灯上加热，除去液体，滴加稀甘油1～2滴，即可供观察用。

（二）表面制片法

表面制片法适用于观察叶片、花萼、花瓣、草质茎等表皮的显微特征。可观察表皮细胞形态、气孔类型、毛茸特征和着生情况等。

1. 材料的预处理　干材料可用冷水浸泡，如急用，可用温水浸泡，亦可煮沸，加速软化和恢复原样；鲜材料洗净即可。

2. 撕取方法　取材料用刀片在表面轻轻浅划一刀，再用镊子从切口处撕取表皮，将表皮外表面向上置于载玻片上，以稀甘油装片即可观察。或用镊子将细小的叶脉挑起，顺着叶脉而起的表皮，可用刀片划开。

3. 削取方法　用于表皮不易与其以下组织分离的材料。用徒手切片的方法，使刀片与材料表面平行削取表皮，带1～2层表皮下组织亦可。如材料颜色过深，则应用水合氯醛液透化后再用稀甘油装片即可，或直接以稀甘油装片。

4. 整体封藏法　用于扁平而薄又难撕取表皮的材料，如花瓣、花粉、孢子等。此法既可用于观察表皮，亦可用于观察叶肉组织等。将材料切成2～5mm的小方块，一正一反置载玻片上，用水合氯醛液透化后，加稀甘油1～2滴，用镊子夹干净盖玻片沿液面从左至右轻轻放下，多余的试液用滤纸条吸去，保持装片洁净，即得。花粉、孢子等可用水合氯醛液直接透化后制成临时标本片。

（三）解离组织制片法

解离组织制片法是利用化学试剂使组织中各细胞间的胞间层溶解而使细胞互相分离的一种制片方法。主要用于观察纤维、石细胞、导管及管胞的完整形态及主体形状。

预处理：先将材料切成边长约2mm的立方体或条状，然后再添加各种解离试剂，依所用的化学试剂不同可分为4种，即氢氧化钾法、硝铬酸法、氯酸钾法、浓硝酸法。木化程度较高的生药，可采用硝铬酸法、氯酸钾法与浓硝酸法；木化程度较低、薄壁细胞占大部分的生药，可采用氢氧化钾法。具体方法如下：

1. 氢氧化钾法　主要用于软或稍硬的材料，也适于薄壁组织多、木化程度低的生药。将约2mm的长条状、细块状材料置小烧杯或表面皿中，加5%氢氧化钾试液适量，以淹没材料为度，置沸水浴中加热至用玻棒轻压材料能离散，材料较软呈透明状（一般需10～20分钟），小心倾去碱液。用滴管吸入蒸馏水或清水冲洗干净，取少许材料于载玻片上，用解剖针尽量撕开离散，滴加稀甘油1～2滴，装片镜检。

2. 硝铬酸法　适于木化组织较多或较硬的材料。将处理好的材料放入烧杯或表面皿中，加入10%硝酸与10%铬酸等量混合液，以淹没材料为度，室温放置或稍加热至材料用玻棒轻压即散为止，倾去酸液，小心用清水冲洗干净，取少许材料于载玻片上，用解剖针离散或捣开材料，滴加稀甘油1～2滴，轻放盖玻片，即得。

3. 氯酸钾法　将处理好的材料置于小烧杯或试管中，加50%（V/V）硝酸适量投入少量氯酸钾粉，并在火焰上或沸腾水浴中加热，待产生的气泡平息后，再及时投入少量氯酸钾，以维持气泡稳定发生，时间为 5～15 分钟即可，应视材料的硬度和木化程度而定，煮至用玻棒挤压材料能离散为止，即可。注意，每次投入的氯酸钾不可过多，温度不宜太高。否则产生大量气泡溢出杯外，在加热过程中，还能产生有毒的氯气。

4. 浓硝酸法　将材料置于装有 1～2ml 浓硝酸小试管中，在酒精灯上加热至微沸，见材料上下翻腾，起泡即可。稍冷后用水洗涤。洗涤后即可取材料封片检查。注意安全或在通风处进行，因浓硝酸沸腾时会冒出大量黄色的有毒烟雾。

（四）徒手切片法

徒手切片是利用刀片或徒手切片器固定材料直接切片，在显微镜下观察组织构造、细胞特征的制片方法。该法简单易行，快速，能保持植物体原有结构和内含物，能及时得到观察结果，用途很广，适合于临时观察或显微化学实验，是生药显微鉴定的一项基本技能，必须很好掌握，缺点是不适合长期保存。

1. 材料的预处理　将新鲜的材料或已软化的材料，选择适当部位，置于小烧杯中可直接加水浸泡，或酒精灯上加热煮软，一般沸腾后 20～30 分钟。也可以将材料放入玻璃干燥器中，放入含 0.5% 苯酚的水，密封，一般药材在 12～24 小时后均可吸湿软化，以供切片用。新鲜材料两端削平，切成宽不超过 1cm，长不超过 3cm 为宜。切成长 2～5cm 的小段，切面削平。

2. 切片　以左手拇指及示指夹住材料，中指略抵住药材，右手持刀，刀口向内，自左向右沿平面切片。注意切片要保持平整，刀口轻轻压住材料，切时要用臂力而不用腕力。亦可视材料不同，将较小的种子、果实类，较细的根类药材两端置载玻片，以左手拇、示二指轻轻按住，右手持刀片自上而下切薄片。

3. 选片　用毛笔轻轻将刀片上的切片移入盛有水的培养皿中，选取较薄的切片（常浮在水面上）置于载玻片上。

4. 透化　在切片上滴加 1～2 滴水合氯醛试液，于酒精灯上加热，微沸后离开火焰，冷后再加热，当水合氯醛液明显减少时，及时补充后再加热，直至切片透明。

5. 封片　滴加 1～2 滴稀甘油，用镊子夹洁净的盖玻片，从左至右沿液面轻轻放下，防止气泡的产生，多余的液体用吸水纸置于旁边吸去，不要去擦拭盖玻片，保持盖玻片和载玻片的干净，以保证能清晰观察显微特征。

（五）机器切片法

1. 滑走切片法　滑走切片法是利用滑走切片机切片的一种简单的机械操作。适用于较硬的材料，材料不需要经过特殊的处理。

（1）软化材料：常温条件下水浸泡 1～2 日，或用温水浸泡 1～2 小时；如为鲜材料则不用软化，然后将材料切成长 2～3cm，两端务必切平。

（2）切片：调整切片刀，使刀口与材料切面平行，将处理好的材料固定在推进器上的夹子中，使其高出约 0.5cm，在刻度盘上调节好需要切片的厚度（10～20μm），然后在夹刀器上安装切片刀，调整刀锋与材料切面以及刀口与材料纵轴方向所成的角度常为 30°～45°，旋动摇柄，使材料上升至其顶面离刀口 0.5～1mm，即可切片。左手用笔蘸水加在材料切面上，右手牵动切片刀夹，使刀口由前向后移动切片，左手用毛笔将切片刀上的切片轻轻刷下，放在盛有清水的培养皿中，然后将刀推回。反复操作，挑选较薄而完整的切片，供临床观察用的薄片的透化、封藏同徒手切片法。供做永久切片的，则作染色处理。

（3）脱水及染色

步骤如下：

1）将完整的切片置清洁的载玻片上，加30%乙醇1～2滴，片刻后倾去，再加50%乙醇1～2滴，放置1分钟倾去，再加番红染色液1～2滴，放置2～3分钟。

2）倾去番红染色液，加50%乙醇，继续以70%、80%、85%、90%、95%等浓度乙醇脱水，各1～2分钟。每次倾去乙醇后，应将玻片四周的液体擦干，再依次加入浓度较高的乙醇。

3）固绿染色液1～2滴，约1分钟。如上法加无水乙醇2～3次，倾之后，再加1/2二甲苯与1/2无水乙醇，2/3二甲苯与1/3无水乙醇，纯二甲苯。如果加纯二甲苯有浑浊，须退回95%乙醇再脱水透明，直至切片透明清晰为止。

（4）封片：在切片上滴加1滴加拿大树胶于材料上，用镊子夹住盖玻片在酒精灯火焰上通过，以去除水分，然后小心夹住盖玻片轻盖在切片上。

（5）贴标签：载玻片的左边贴上标签，写上中文名、学名、日期等。

2. 石蜡切片法　石蜡切片法是利用石蜡能渗透到药材组织内部，以石蜡作材料的填充剂和包埋剂，然后用切片机切片的方法。许多材料如根茎、根、皮以及叶、花、果实、种子等均可作石蜡切片。此法适用于教学用片及研究工作，一般材料切成8～20μm，所制作的切片可以长期保存。石蜡切片步骤较多，操作精细。前后需1～4周，其基本操作步骤如下：

取材→固定→冲洗→脱水→透明→浸蜡及包埋→切片→粘片→脱蜡→染色→透明→封藏。

（1）取材：选择有代表性的材料，用毛笔小心地洗净，干材料需用水浸泡使其恢复原状，如为坚硬的材料尚需软化处理（方法同徒手切片法），用刀切割，材料大小一般为0.5～1cm³，端面切平。

（2）固定：将准备好的新鲜材料或材料片块，投入固定液甲醛-冰醋酸-乙醇（F.A.A）中，浸泡12～24小时。

附：F.A.A固定液基本配方：

50%或70%乙醇90ml

冰醋酸5ml

甲醛5ml

（3）冲洗：洗涤剂一般用水或与固定剂中相近浓度的乙醇，将材料冲洗干净。一般需冲洗10～24小时，多次更换冲洗液。一般用50%乙醇洗涤3～4次或更多。

（4）脱水：将新鲜材料浸于各级不同浓度的乙醇中，以逐渐除去水分，使透明剂易渗入组织中。因用50%乙醇制固定液，故脱水用各级乙醇浓度为：60%→70%→80%→95%→无水乙醇→无水乙醇，乙醇用量为材料的2～3倍，在70%～95%各级乙醇中，柔软材料为1～2小时，过于坚硬的材料3～4小时，无水乙醇中需2次，每次1小时，以利于将水脱净，若脱水不彻底，石蜡不能溶入组织中，从而使制片失败。

（5）透明：用二甲苯作为透明剂，以使材料透明，便于浸蜡。常见的透明剂为二甲苯，在透明过程中，为防止材料收缩变脆，应由低浓度到高浓度分级进行，一般用：1/3二甲苯+2/3纯乙醇→1/2二甲苯+1/2纯乙醇→2/3二甲苯+1/3纯乙醇→纯二甲苯→纯二甲苯。材料经各级溶剂的时间一般为约30分钟。如材料尚未完全透明，则必须重新透明；材料完全透明时，细胞内均匀充满二甲苯，即可浸蜡。

（6）浸蜡：使石蜡慢慢溶于材料中，然后以石蜡代替透明剂而进入组织内，其过程如下：3/4 二甲苯 +1/4 石蜡（2～3 小时）→ 1/2 二甲苯 +1/2 石蜡（2～3 小时）→ 1/4 二甲苯 +3/4 石蜡（2～3 小时）→纯石蜡（2～3 次），每次 2～4 小时。

（7）包埋：种子类和叶类生药，可将熔化的石蜡连同透蜡后的材料一并倾入纸盒，然后用烧热的镊子将材料排好，注意材料的切面及间距。慢慢放入冷水中，使其凝固。其他的生药，可将熔化的石蜡倾入折好的纸盒，在纸盒底层石蜡稍凝固时，将材料放入纸盒内，以烧热的镊子赶去材料周围的气泡，将纸盒半浸入冷水中，待石蜡表面凝结后，全部浸入冷水中，即成蜡块，供切片用。

（8）切片：将包埋有材料的蜡块切成适当大小（1cm），黏固于小木块上，并将石蜡碎屑熔粘于石蜡块四周，使石蜡块牢固地粘在固着装置上。切片时，将材料固定，装好切片刀，调整材料固着器，使材料平面与切片刀口平行，材料纵轴与刀口平直，否则切片不正，移动夹刀使石蜡块表面刚贴近刀口，旋紧固定器。再调整厚度测微计使所指刻度为所要厚度。然后转动切片机进行切片，通常切成 10～15μm 厚薄的蜡带。切出的薄片需在显微镜下检查方向正确否，常以导管为基准检查。

（9）粘片：在洁净的载玻片上涂一小滴粘贴剂（1% 甘油明胶溶液），涂匀，将蜡片放在液面上，置于烫片台上（50℃），将蜡片完全伸直后，用解剖刀将材料在载玻片上的位置放好，倾去多余液体，待其干燥后放于 30℃ 温箱中 1 天。切片一般竖放，放于切片篮中，烘片。

（10）脱蜡：将粘有蜡片的玻片浸于纯二甲苯中，10～15 分钟，使材料组织中浸入的石蜡全部溶去，以便染色。

（11）染色：常用番红和固绿二重染色法。染色结果是木质化细胞壁染成红色，纤维素细胞壁染成绿色。操作过程如下：1/2 二甲苯 +1/2 纯乙醇→纯乙醇→ 95% → 80% → 70% → 60% 乙醇（每级 1～2 分钟）→番红溶液（2～24 小时）→ 50% → 60% → 70% → 80% → 95% 乙醇（每级 2 分钟）→固绿溶液（1 分钟），取出，擦净残留液体，检查木化组织是否为红色，薄壁组织是否染成绿色→ 95% 乙醇→纯乙醇（30 秒）→纯乙醇（1～2 分钟）→ 1/2 纯乙醇 +1/2 二甲苯（3 分钟）→二甲苯（3 分钟）→二甲苯（5～30 分钟）→封片。如发现溶液或切片出现乳浊现象，说明脱水不完全，应重新脱水。

（12）封片：将玻片擦净残留液，滴加 1～2 滴加拿大树胶于材料上，用镊子夹住盖玻片在酒精灯焰上通过，然后沿液面轻轻放下，须防止盖入气泡，置平面薄片盒内，自然干燥或恒温箱中干燥 2～4 小时，取出玻片，写上中文名和学名，在左边贴上标签，即成永久制片或石蜡制片。

注意：切片时，常见切片上有条纹、切片不能连接成蜡带或蜡带弯曲不直等，主要原因是刀片固定不紧或不正，刀口不锋利有缺口。如标本不完整，可能是浸蜡不透，或浸二甲苯溶液内时间过长使组织变脆变硬。如出现染色不正，主要原因是脱水不好或染色后分色不干净。如切片出现起白雾状，看不清标本结构，主要原因是最后脱水不净或封片不严。总之，要根据情况分析，解决永久切片中出现的问题。

（六）动物类生药显微标本的制作方法

对于动物类中药如角、骨骼、齿、珍珠、石决明等的鉴别以及矿物类药材的断面观察，常用的显微制片方法有磨片法、切片法和粉末制片法 3 种。

1. 磨片法　此法适于坚硬的材料，如将动物的角、骨骼、齿、珍珠等药材制成 20～30μm 的薄片，在显微镜下观察其结构特征。

磨片分 3 种：纵切面磨片，与生长线垂直方向的断面磨薄。横切面磨片，与生长线平行方面的断面磨薄。平行磨片，将材料依其自然的片状平放磨石上磨薄。方法如下：

选取合适的材料，根据欲观察纵或横切面的要求，锯成薄片，厚度一般不超过 0.5cm。先把浓稠的加拿大树胶放在加热板上加热至 150℃±5℃，至用针挑起少量树胶立即变硬为止，取下，将材料磨平的一面粘贴在载玻片上磨毛的黏合面上，加压物，放冷即得。当黏合剂干硬固定后，在玻璃板上用水或油把磨砂调成糊状，用手指压住材料，在糊状磨砂上进行磨制。磨制时作圆形或直线方向磨动，先用粗磨砂（400～500 号），后用细磨砂（800～1000 号），把材料一直磨至厚度约为 30μm 为止，薄片冲洗干净，充分干燥后用加拿大树胶封藏。

注意：磨片时，材料的两面均需磨制。磨片过程中用力要轻重均匀，适度。尤其在用细磨砂时，用力更须注意，并随时在显微镜下检查是否合格。如无磨砂，也可采用粗细不同的砂纸或磨石代替。

2. 切片法　将欲观察的角类、骨骼、齿等，分成上、中、下切成条状小块（约 5mm×5mm×20mm），以蘸水纱布湿润断面片刻，使材料稍软，然后用解剖刀将两端削平，可按照滑走切片法进行，最后用锋利刀片平稳地切下较薄、厚度 20～40μm 的切片。选取薄而均匀的切片制成装片，临时观察用水合氯醛甘油装片，半永久片用甘油明胶装片，永久片经脱水处理用中性树胶封藏。

如组织中含有蛋白质成分，将动物切片滴加苦味酸液，组织即被染成黄色；滴加 Millon 试剂，组织被染成橙红色。如组织中含有角蛋白，可将切片用橙黄 G- 甲曙红 - 苯胺蓝染液染 5～10 分钟，水洗后，经脱水、透明，用甘油明胶或用加拿大树胶封藏，角蛋白被染成蓝色，角质蛋白被染成金黄色，角质透明蛋白被染成紫色。

3. 粉末制片法　动物角类药材的粉末制片，一般过 80～100 目筛后，用稀甘油或水合氯醛液装片，即可观察其组织结构。如不易观察其细胞轮廓时，可沿盖玻片边沿滴加 5% 氢氧化钾溶液 1 滴，按粉末制片方法制作显微粉末片。

（七）细胞壁及细胞后含物的检识

1. 细胞壁的检识反应

（1）木质化细胞壁：取一新鲜块根作徒手切片置载玻片上，加间苯三酚试液 1～2 滴，酒精灯上稍加热，滴加浓盐酸 1～2 滴，盖上盖玻片镜检，木质化的细胞壁显红色。

（2）纤维素细胞壁

1）取一新鲜块根作徒手切片置载玻片上，加氯化锌碘试液 1～2 滴，或先加碘试液稍湿润，用吸水纸吸去多余碘液，再加 66% 硫酸试液 1 滴，盖上盖玻片镜检，可见纤维素细胞壁显蓝色反应。

2）取一新鲜块根作徒手切片置载玻片上，加新鲜配制的铜氨试液 1～2 滴，盖上盖玻片镜检，可见纤维素细胞壁染成浅蓝色，并逐渐膨胀溶解。

（3）木栓化或角质化细胞壁

1）取一新鲜根作徒手切片，加苏丹Ⅲ试液，盖上盖玻片后镜检，木栓化细胞壁显橘红色、红色或紫红色。

2）取一新鲜叶横切面薄片，置载玻片上，加苏丹Ⅲ试液，稍加热，盖上盖玻片后镜检，角质化细胞壁显红色。

（4）黏液化细胞壁：取一莱菔子切成薄片置载玻片上，加钌红试液，盖上盖玻片后镜检，黏液化细胞壁可染成红色。

（5）硅质化细胞壁：加硫酸无变化。

2．细胞内含物的检识

（1）淀粉粒

1）取贝母粉末，用碘试液装片，镜检，淀粉粒显蓝色。

2）取糯米粉末，用碘试液装片，镜检，淀粉粒显紫红色。

（2）糊粉粒：取种子胚乳，切成薄片，用碘试液装片，镜检，糊粉粒显黄棕色或棕色。加硝酸汞试液显砖红色。

（3）菊糖：取桔梗根作徒手切片，加10% α-萘酚的乙醇试液1滴，硫酸1滴，稍加热，菊糖显紫色并很快溶解。

（4）黏液

1）取麦冬作徒手切片，以钌红试液装片，镜检，黏液细胞中所含黏液显红色。

2）取麦冬作徒手切片，以70%墨汁装片，镜检，黏液细胞无色透明，其余细胞及内含物均被染成黑色。

（5）乳汁管：取一桔梗根作切向纵切片，加苏丹Ⅲ试液，在酒精灯上稍加热，加盖玻片，镜检，乳汁管中乳汁染成橘红色。

（6）挥发油：取一新鲜生姜作徒手切片，加苏丹Ⅲ试液，稍加热，盖上玻片，镜检，可见挥发油滴染成红色；用95%乙醇装片，镜检，挥发油溶解。

（7）脂肪油：取一种子子叶作徒手切片，加苏丹Ⅲ试液，稍加热，镜检，脂肪油滴染成红色；用95%乙醇装片，镜检，脂肪油滴不溶解。

（8）草酸钙簇晶

1）取大黄粉末，用稀醋酸装片，镜检，可见草酸钙簇晶不溶解；用稀盐酸装片，草酸钙簇晶溶解，不产生气泡。

2）取大黄粉末，用30%硫酸液装片，镜检，可见草酸钙簇晶逐渐溶解，片刻后，析出硫酸钙针晶。

（9）碳酸钙结晶（钟乳体）：取穿心莲等作表面制片，用稀醋酸试液装片，镜检，可见钟乳体逐渐溶解，同时产生大量气泡溢出。用硫酸液装片，镜检，可见钟乳体亦溶解，产生大量气泡，并析出硫酸钙针晶。

六、显微描绘及绘图技术

在生药的鉴定工作中，除了用文字描述所观察到的目的物特征外，一般还要绘图，以弥补文字描述的不足。显微绘图是生药鉴定工作人员的必备基本功，常见显微绘图有徒手绘图法和利用显微绘图器绘图法或称显微描绘法。显微描绘及绘图前必须进行显微观察。

显微特征的观察应注意：镜检时视野的寻找应先用低倍镜，后用高倍镜观察。为了避免在显微观察时对标本片内的显微特征遗漏而影响观察结果，我们可采用"之"字移动法使标本沿着一定的线路移动，这样可以检查到显微玻片的各个部位。方法是：对好焦后，将移动旋钮从盖玻片的左上角开始，逐渐向右移动，到达右端后，使视野向近侧移动2/3～3/4个视野，然后使视野由右向左移动，到达左端后，再如前法移动，直到将整个玻片的视野全部观察完毕。

在观察显微标本时，如需要观察的某个显微特征能够重现，可将需要重现的特征移至视野的中央，记录标本移动器上横坐标与纵坐标的位置即可。在重复观察时，只要放在该标本片并把标本移动器的坐标调到所记录的位置，所需观察的目的物就会重复出现。更简单的办法是，在盖玻片上作一小记号，小点或小圆圈，表明目的物的位置。在重复观察时，将标本移动器移至该位置即可。

（一）显微描绘法

显微描绘法是使用显微描绘器描绘植物药材的组织构造或显微特征的作图法。其步骤是：

1. 根据所用描绘器的类型，选择与之配套的绘图板。将显微镜放置在绘图板左边的板面上，将标本片放在载物台上，调节光源、焦距至物像清晰，安装好描绘器，调节绘图板右侧用于放置绘图纸的板面，使之与所用显微描绘器相呼应，使其映像能正好位于板面中央。调节光源强度、聚光镜、虹彩光圈及显微描绘器上的滤光片或偏振部件，使显微镜视野内和绘图纸上的光亮度调至合适程度。这时观察，可同时清晰地看到视野内的物像和绘图纸上铅笔尖的像，即可用铅笔将显微镜内的物像依样描绘下来。

2. 绘草图时，先依物像描下细胞的轮廓，再描较明显的特征。如要画的目的物大于一个视野，则画完一个视野后，需平移标本片和绘图纸，使描好的图与目的物的物像仍有少部分在视野中并重合，再继续描绘。

3. 利用描绘器描好的草图，有时线条可能不平整、不圆滑或衔接不准确，也可能有些微细结构在描绘器中看不清楚而未能画出或画得不够准确，均需在草图描好后，卸除描绘器，装上目镜，再仔细观察物像，并与草图核对，进行加工修改，补充必要的细节，即为底图或称草图。

4. 然后用绘图笔绘制墨线图，将半透明的硫酸纸蒙在已绘好的底图上，四周固定好，用特别的绘图笔蘸墨水依样描绘，线条须清晰、均匀和圆滑，颜色要深浅一致，点要小而圆，分布均匀。

5. 图绘好后，各部位或特征要用直尺画引线，以便注字。引线要细、直、互相平行，最好在一边。图下要标出图名及图注和放大倍数。

6. 放大倍数的计算　用直尺（mm）量出画在绘图纸上的某一目的物图形的长度或大小，同时用目尺量出该目的物同一方向的实际长度或大小，计算公式为：

放大倍数 = 直尺量绘图纸上图像的长度或大小 / 目镜量尺测量同一物像的同一方向实际长度或大小

放大倍数的计算在目镜与物镜一定的情况下，主要与描绘器和描绘纸之间的距离有关。两者距离越大，所绘图像倍数越大，反之则小。它不是目镜与物镜的放大倍数。所绘图纸的放大倍数计算，如绘图纸上油细胞的直径是 15mm，其实际直径是 30μm（0.03mm），则放大倍数为 15/0.03=500，记为 ×500，放大倍数一般为整数。如需绘制预定放大倍数的图形时，则应在绘图前将载台量尺放在显微镜片夹上，调节绘图器与绘图纸之间的距离，使画在绘图纸上的长度与实际长度之比等于所需放大倍数即可。

（二）徒手绘图法

徒手绘图法直接将从显微镜中观察到的物像，以铅笔绘图。此法最简便，不需要特殊仪器，常作为初学者练习绘图用，所绘之图在形状、各部分之间的比例方面容易失真。步骤如下：将标本片置于载物台上，绘图纸放在显微镜右侧，左眼观察显微镜内物像，选好典型的组织或粉末显微特征，右眼观察绘图纸，用色较浅的 2H 铅笔将物像轻轻画在绘图纸上，再仔细观察物像，反复对照修改，直至满意。最后用较深的 HB 铅笔勾画一遍即得。

图画好后,要画引线,注字,在图的下方注上图名及放大倍数。在同一目镜和物镜配合时,所画的各图最好都采用同样的放大倍数,便于相互比较。

绘图时要注意:

1. 线条要粗细均匀、圆滑、明暗一致。

2. 对球形、圆柱体的立体结构不可用涂影来表示,用圆点表示,点要小而圆,由密到稀。

3. 所绘引线用直尺画实线,要求细直、均匀、不交叉,以免误指。

4. 在画图时应当全面仔细地观察标本,熟悉它们的特征,然后选择适当的部分进行画图。绝不可毫无准备,看什么就画什么,应当选择最典型的,最有代表性的目的物绘图以说明药材的特征。

5. 绘图时,要注意整个图板的整齐和清楚,还要注意紧凑。草图绘好后,必要时可将各图剪下来进行适当的排列,并将多余的部分删去,各图排列合适后,用胶水粘住,然后根据各图排列的全面情况来安排指示线和注字。指示线要用实线画出,切忌与图中的线条相平行或深入图内 1/2 以上,各线之间的距离亦应适当。一般指示线均为画在图的右侧的平行线。

(三)显微绘图的种类

1. 组织简图 一般用符号表示某些组织或特征的分布情况,不画出细胞的形态,用一些特殊的图形来代表不同的组织特征以示药材的组织构造,组织简图主要用符号来表示某些特征分子的分布,不画出细胞的形状,只反映出组织构造的各部位。

先绘草图,然后用铅笔修正草图,并将各部位、各重要特征(如石细胞群、纤维束等)按照规定的代表符号绘出。绘图时,要求直线要直、细点要圆、粗细均匀、大小一致、整齐美观。组织简图要求能准确表示组织中各部位的范围和界限,及重要特征的所在位置,组织简图是一张平面轮廓图,不要求立体感与深度,因此不可用线条勾画出明暗凹凸,这是与药材外形图的主要不同点。

将简图描至硫酸纸上时,应将各部位依次用直线标出,最好是向右方以直线标出,画上图注。图下注明药材名称及放大倍数。显微组织简图常用的代表符号如图 1-1 所示。

2. 组织详图 组织图用来表明药材组织中各种细胞,内含物的形态及排列情况,以此说明组织的详细构造特点来鉴别生药。

横切面组织详图绘制时:

(1)对于薄壁细胞(如韧皮部、皮层、髓部等)一般采用单线画出即可;对于壁较厚的细胞(如纤维、石细胞、导管、木栓细胞等)一般采用双线或三线条画出细胞形状,表示出壁的厚度;对于厚角组织,根据细胞壁增厚的部位,描图时可增大细胞间间距,以示增厚情况。

(2)横切面组织详图是一张细胞组织横切面的平面图,但是细胞中的内含物如结晶、淀粉粒、块状分泌物等,绘图时则应根据具体情况表现出立体感。

(3)详图上墨后,应将各部位各种显微特征用直线向右标出,写上图注。图下注明材料名称及放大倍数。

此类图中,不必把所观察到的细胞都画出,而是要画较典型的,有代表性的,能说明问题的那部分细胞。一般同类组织根据情况只要画出十几个至几十个细胞即可。如果每个细胞都含有很多形状相似的内含物,如淀粉粒,亦不必将所有细胞中的都画出,只要在一部分细胞中画出作为代表即可。描绘详图需要有一定的显微鉴别知识与绘图知识,是一项非常细致的工作。

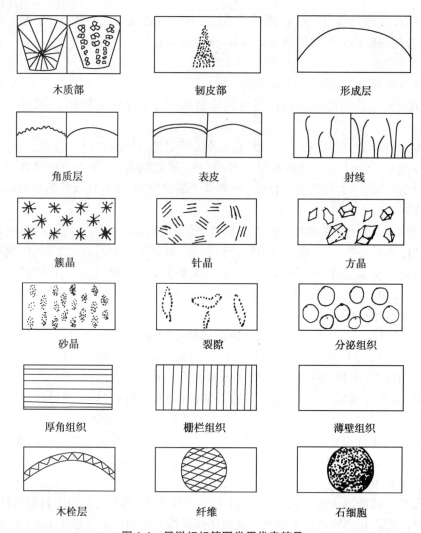

木质部　　　　　韧皮部　　　　　形成层

角质层　　　　　表皮　　　　　射线

簇晶　　　　　针晶　　　　　方晶

砂晶　　　　　裂隙　　　　　分泌组织

厚角组织　　　　栅栏组织　　　　薄壁组织

木栓层　　　　　纤维　　　　　石细胞

图 1-1　显微组织简图常用代表符号

3. **粉末图**　当观察粉末及中成药需要绘制粉末图时，要选择具有代表性的特征描绘，单个细胞要求完整，组织碎片可以选绘典型部分，一律绘制详图。鉴别特征要按类别画出来，如各种形状的纤维、石细胞、导管、管胞、乳管、油细胞、草酸钙结晶等，同一类细胞或内含物应画在一起，便于互相比较，看起来一目了然。

描绘粉末图时要注意：

（1）粉末特征图除注意形状大小外，有些特征（如纤维、石细胞、导管、结晶、淀粉粒等）要表现立体感，外壁线条要粗，内壁线条要细。各粉末特征在版面中的排列既要相对集中，又要互相交错，自然美观。

（2）粉末图上墨，描至硫酸纸上后，应将各粉末特征标以数字进行图注。如细胞数目过多，挑选有代表性的特征绘制。各种特征性细胞在图版上分类集中排列，图下写明图注。

4. **注意要点**

（1）组织简图宜在低倍镜下绘制；组织详图和粉末图、解离组织图宜在高倍镜下绘制。各种图都要尽可能画得客观准确，否则将失去鉴别意义。

（2）图纸应当是白色无条纹，能耐橡皮擦拭，质地较厚而光滑的坚实纸张，一般采用较厚的白色绘图纸为宜。

（3）在画图时，对一般的薄壁细胞可用单线画出，厚壁细胞可用双线画出以示厚度。用双线画图时，应当注意显微镜的调焦，应调焦到细胞壁最清楚且较薄时再画，因为此时的焦点正好落在要画的细胞壁上，调焦不准确可使细胞看起来变厚了。

在高倍镜下绘某一特征时，往往看不到全体，这时要把焦点对准其基部，待绘好后，再把焦点逐渐上移，同样把该特征的中上部依次画出来。凡在一个焦点平面不能看到细胞全体的制片，均可采用上述方法画出细胞的完整形状。

（4）草图上的指示线和注字都设计好以后，就可以把全图用铅笔转描到半透明的硫酸纸上，或把草图放在描绘箱的玻璃板上，然后覆盖白色的绘图纸，底下用灯光照亮，用铅笔转描下来。图版的下方要空出 2～3cm，供书写图注。图注一般包括：图号、图的名称、放大或缩小的倍数，图中注字所代表的意义。

（5）印刷用图应一律描成墨线图，根据要求描在白纸或硫酸纸上，图中的文字均应用印刷体剪贴，指示线亦应画成墨线。

（四）生药与原植物外形图的绘制

1. 生药的外形图　包括完整的药材及饮片的形态图。绘图时要注意：

（1）标本的选择：药材标本必须注意选择具有代表性、有典型特征、大小适中的药材来画，不要选形状特异，缺乏典型特征的标本。

（2）标本的处理：干燥皱缩的标本，应放在软化器（盛有三氯甲烷的干燥器）中处理，如叶片，软化后放在滤纸上展开压平，以便画出其全部形状。

（3）绘图大小适宜：在下笔前应详细观察标本的特征，根据其标本的特点及测量其大小来考虑图的大小。应使实物与图的大小比例适宜，并能突出标本各部分特征，对饮片及皮类药材等还应绘出断面的厚度或卷曲形状，以避免图形的平面化。

（4）图注和投影：图绘好后，应附上详细的注解，先用实线注上各部分名称和特征的名称。指示线要避免和图中线条平行，避免挤在一起或互相交叉。在图的正下方注明图的名称和放大倍数。轮廓图绘好后，要显示图的立体感，必须投影，突出部位受光强，不投影，横纹及纵沟，受光少，投影较暗，用点或线条投影表示，采取"凹黑、凸亮"。

所绘之图只能以点线表示，不能用铅笔或墨水涂，不能单独追求美观艺术，要做到轮廓清晰，线条明确、平滑。绘时以 HB 铅笔起草，后用 H 以上铅笔勾画，最后擦去多余点线，线条表示该构造之轮廓，要平滑明确。点的密集和疏少表示该构造的稠密与稀疏，忌用铅笔、颜色或墨水涂抹，打点要用笔尖垂直点出。

药材外形图要突出外形特征，如形状、大小、表面纹理、断面特征（有无栓皮、皮部、形成层环、射线、木部、髓部等）。图成后，附以标尺，注明放大倍数或缩小倍数。图一般以 12cm×18cm 大小为宜。

2. 原植物绘制法

（1）取原植物或药材标本放置于正前方适宜位置，暴露出植物各部位的主要特征。

（2）取硬质绘图白纸 1 张，HB 型铅笔 1 支，根据需要放大或缩小的比例，将植物体各部位所占面积（根的大小、茎的粗细、长短、叶的长宽，花序位置等）于白纸上画出轮廓范围。

（3）根据光线的投影和绘图者目视的深度，绘图时采取由近及远、由明到暗的原则，对枝叶繁茂的植株，可进行适当的删减，以表面观所见物像为主。

（4）植株绘图的先后次序，一般应先主干，后枝、叶、花、果，通常采取自下而上的顺序。

每画一个部位或一个实体,都要注意比例准确。

(5)绘画标本时,虽然标本已被压成平面,但应注意叶的正、反两面,叶脉的凹陷或凸出等,毛茸的分布及枝叶重叠的深度等,尽可能显示出主体感。

(6)对于植物体明暗、凹凸的表现,可用均匀的细线条进行反衬,一般情况"凹黑、凸亮"。切忌用黑铅笔浓墨涂抹。

(7)用 HB 型铅笔绘草图,再用 B 型或 HB 型铅笔修正成铅笔稿图。

(8)在铅笔稿图上用绘图笔直接描至晒图纸上,墨水多用碳素墨水,绘图钢笔的笔尖可选用粗、细两种(0.5mm, 0.3mm),根据需要可描绘出粗、细两种线条。晒图纸上的墨线图可直接用于制版。

(9)图成后,附以标尺,或注明放大或缩小倍数。如以标尺表明大小,则标尺需要用墨线绘制,图下写好图注。

七、中成药的显微鉴别

(一)中成药显微鉴别时的预处理

中成药是根据规定的处方,将药材饮片按规定的方法制成丸、散、膏、片等剂型,供患者内服或外用的药物。对于以药材粉末为主要组成成分的中成药,可用显微鉴定的方法来鉴别药材存在与否。但由于中成药往往由多种药材的粉末配制而成,其中有的已经过特殊的加工炮制,其原来药材的各个显微特征容易彼此相混,互相干扰,且在制剂过程中往往要添加一定的稀释剂、崩解剂、包衣剂等辅料,所以在进行鉴定时,操作处理和显微特征的分析判断方面,都和单味药材有所不同。

中成药由于剂型的不同,在进行显微鉴别时,往往需要进行适当的预处理,以利制成标本片,进行微观检查。

1. 去除包衣 片剂和丸剂的表面往往有包衣。此包衣须与内心(片心或丸心)分开检查。一般可用锋利的小刀将包衣刮净,仔细与内心分开。或采用较简便的方法,即将片剂或丸剂切成两瓣,取内心与包心各少许,分别进行检查。

2. 检品的粉碎 颗粒状或块片状制剂,往往需要粉碎,小量检品的粉碎可在研钵中进行,以玻璃研钵较好,因为不易黏附有色物质,且较易洗尽。一般宜研成中等细度(不低于60 目)的粉末,以免装片时将盖玻片顶起,但如有坚硬的颗粒,不易研碎,则可用 60 目筛分出,再研,或单独进行检查。

3. 干扰成分处理 有些检品经初步检查,发现含有大量水溶性成分(如蜂蜜、浸膏)、脂溶性成分(如油脂或蜡丸中的蜡质)、淀粉或糊化淀粉(如糊丸),直接制片时,某些显微特征被其稀释而难以察见。此时,可采用下列方法将这些物质除去,以便于观察成药中的显微特征。

(1)水溶性成分的除去:将检品加适量的蒸馏水研匀,移入离心管中,经离心处理后,用长吸管将管底的沉淀物吸出,供制片观察用。

(2)脂溶性成分的除去:将检品加适量的乙醚、三氯甲烷、石油醚等共研,移入离心管中,经离心处理后,取下层沉淀,使溶剂挥散后,进行检查,或取粉末少许于小烧杯中,加三氯甲烷少许搅拌浸渍,倾去三氯甲烷,如此重复,即可。

(3)淀粉及糊化淀粉的除去:将检品加适量的蒸馏水研匀后,移入试管或小烧杯中,煮沸,冷却,离心处理后,取下层沉淀供制片用。

（4）无机成分的除去：如成药中含有轻质碳酸镁与碳酸镁，可加醋酸处理，即可使碳酸盐全部溶解，使成药的显微特征易于检出。

（5）颜色很深的粉末，可先进行脱色处理，处理方法见粉末制片法。

需指出的是：经过上述处理后，某些显微特征可能被溶解而失去。例如经水处理后，菊糖特征将会失去；经三氯甲烷或乙醚等有机溶剂处理后，脂肪油、挥发油等均将溶解而除去；经热水处理后，作为特征的淀粉粒与糊化淀粉粒不能察见。因此，在进行上述处理时，应留下一部分未经处理的检品，以供这些特征的详细检查。同时在处理过程中，某些特殊的微细颗粒可能因沉降不完全而难以检出，也须注意。

（二）显微鉴定方法

1. 处方分析 在实验工作开始之前，应当详细阅读中成药检品的处方及其操作规程，将处方中的全部原料药材以及所用辅料进行分类排队。方法是：

（1）先按植物性、动物性和矿物性药材分成三大类。

（2）再把植物性药材按药用部分分成小类，如根及根茎类、果实类、种子类、叶类、花类、皮类、全草类等；把动物性药材分成全动物类、骨类、贝壳类等；把矿物性药材分成含氯化合物类、含硫化合物类等。

（3）植物性药材各小类中，还可按植物科属排队，如伞形科果实，姜科根茎，天南星块茎排在一起。

（4）有些药材在加工过程中如已失去细胞组织，例如已水煎成膏或蒸馏出挥发油而弃去残渣，则不可能用显微方法鉴定，一般用理化方法去鉴别，应单独列出。

（5）把各种药材的显微特征罗列出来（可查阅参考书或取标准药材粉末检查），互相比较，首先找出为某种药材所独有的专属性特征，然后对其他几种药材所具有的特征进行比较，找出各药材的主要显微专属性鉴别特征，这样就可得出该中成药中各种原料药材的鉴别特征。

（6）根据处方中各药材的用量比例，各鉴别特征在各药材粉末中含量的比例与突出性，估计各鉴别特征在此中成药中检出的难易程度。

2. 制片 按中成药制片方法进行制片。

3. 寻找各药专属性的鉴别特征 经查找资料、分析对比，将各药的显微鉴别特征在显微镜下仔细观察寻找，并将代表性特征绘图。

4. 写出鉴定报告 说明该中成药中的药材名称，存在理由，并附显微特征图。

八、理 化 鉴 定

理化鉴定是利用某些物理的、化学的或仪器分析方法，对生药及其制剂中所含有效成分或主要成分进行定性和定量分析，以鉴定其真伪和品质优劣的一种实验方法。一般是用少量的药材粉末，切片或将药材经初步提取分离进行。常用的理化鉴定方法如下。

（一）显微化学法

显微化学反应是将药材中某些化学成分，能与某些试剂产生不同颜色与沉淀或产生不同形状的结晶，在显微镜下观察反应结果或产生特殊颜色反应的一种方法。

方法：将药材的粉末，切片或浸出液少量，置于载玻片上，滴加某些化学试剂使产生不同颜色、沉淀或结晶，然后在显微镜下观察。

如曼陀罗叶切片，滴加氯化锌碘溶液，莨菪碱可与之产生多角形片状结晶。

取黄连粉末少许置载玻片上，滴加乙醇1滴，放置片刻，使微干，加30%硝酸1～2滴，放置5～10分钟，加盖玻片镜检，可见析出黄色针簇状硝酸小檗碱结晶，加热，结晶显红色并熔解。

取丁香花托作徒手切片或取粉末少许，加3%氢氧化钠氯化钠饱和液1～2滴，装片，放置，片刻后镜检，可见油室内有众多的丁香酚钠针状结晶析出。

取槟榔粉末约0.5g，置试管中，加水2ml及稀盐酸1滴，在水浴上加热数分钟，冷却后滤过，取溶液1滴于载玻片上，加碘化钾碘试液1滴，即发生浑浊，放置数分钟，加盖玻片镜检，可见石榴红色的球形或方形的槟榔碱结晶。

取肉桂粉末约0.1g，置小试管中，加三氯甲烷1～2ml浸渍10分钟，吸取三氯甲烷液2滴于载玻片上，速加10%盐酸苯肼试液1滴，镜检，可见桂皮醛苯腙杆状结晶。

（二）微量升华法

微量升华法是利用生药中所含的某些化学成分在一定温度下能升华的性质获得升华物，在显微镜下观察其形状、颜色以及化学反应的一种方法。

操作时应注意，当有汽化物产生时，马上置一载玻片，载玻片应先在酒精灯上稍加热，以除去玻片上的水汽，当粉末开始变焦时，去火待凉，结晶状升华物凝集于片上，将薄片取下反转，在显微镜下观察结晶形状，并可根据所含化学成分滴加检识试剂观察其反应。

如大黄的升华物为针状结晶，温度高时，为羽毛状结晶，加碱液溶解并显红色，示含蒽醌化合物。

如牡丹皮的升华物为柱形结晶，或针状、羽状簇晶，滴加三氯化铁溶液后，则结晶溶解而呈暗紫色，示含牡丹酚。

薄荷的升华物为无色针簇状薄荷脑结晶，加浓硫酸2滴及香草醛结晶少许，显橙黄色，再加蒸馏水1滴即变紫红色。

斑蝥的升华物在130～140℃时为白色柱状或小片状斑蝥素结晶，加碱溶解，再加酸又析出结晶。

安息香的升华物为棱柱状细小结晶，并产生刺激性香气，示含苯甲酸的细小结晶。

（三）荧光分析

直接取药材饮片和粉末，或利用药材的浸出液，加酸、碱液处理后，在紫外线灯（365nm）下观察荧光颜色。

饮片：如黄连饮片木质部显金黄色荧光；怀牛膝饮片显黄白色荧光；牛蒡子饮片显蓝白色荧光；浙贝母粉末显亮淡绿色荧光。

浸液：秦皮的水浸液显碧蓝色荧光；香加皮的水或乙醇浸出液显紫色荧光；芦荟水溶液与硼砂共热，显黄绿色荧光；枳壳的乙醇提出液滴于纸上，干后喷0.5%醋酸镁甲醇溶液，干后显淡蓝色荧光；方儿茶乙醇浸液，加少许氢氧化钠液，加石油醚，醚层显亮绿色荧光。

（四）显色反应

药材中的某些化学成分与一定的试剂产生颜色反应。可以用药材的切片或粉末直接进行。

如马钱子剖开，在剖面上滴加1%钒酸铵的硫酸溶液，胚乳部分显紫色（示含士的宁）；取柴胡根横切面薄片（要求干切片），滴加无水乙醇和浓硫酸（新配制）的等量混合液，装片，镜检，可见含柴胡皂苷的部位最初呈黄绿色至绿色，5～10分钟后，由蓝绿色变成蓝色，此蓝色持续1小时以上，最后变为污蓝色而消失；甘草粉末置白瓷板上，加80%硫酸1～2滴，显橙黄色（示甘草酸反应）。

（五）旋光度测定

一些药材含有具光学活性的成分，当平面偏振光通过含有某些光学活性的化合物液体或溶液时，能引起旋光现象，使偏振光的平面向左或向右旋转。旋转的度数，称为旋光度。偏振光透过长1dm并每1ml中含有旋光性物质1g的溶液，在一定波长与温度下测得的旋光度称为比旋度。测定比旋度（或旋光度）可以区别或检查某些药品的纯杂程度，也可用于测定含量。

2015年版《中国药典》系采用钠光谱的D线（589.3nm）测定旋光度，除另有规定外，测定管长度为1dm（如使用其他管长，应进行换算），测定温度为20℃。测定旋光度时，用读数至0.01°并经过检定的旋光计。

1. 具体方法　将测定管用供试液体或溶液（取固体供试品，按各药品项下的方法制成）冲洗数次，缓缓注入供试液体或溶液适量（注意勿使发生气泡），置于旋光计内检测读数，即得供试液的旋光度。使偏振光向右旋转者（顺时针方向）为右旋，以"+"符号表示；使偏振光向左旋转者（逆时针方向）为左旋，以"-"符号表示。用同法读取旋光度3次，取3次的平均数，照下列公式计算，即得供试品的比旋度。

对液体供试品：　　　$[\alpha]_D^t = \alpha/ld$

对固体供试品：　　　$[\alpha]_D^t = 100\alpha/lc$

式中，$[\alpha]$为比旋度；D为钠光谱的D线；t为测定时的温度，单位：℃；l为测定管长度，单位：dm；α为测得旋光度；d为液体的相对密度；c为每100ml溶液中含有被测物质的重量（按干燥品或无水物计算），单位：g。

旋光计的检定，可用标准石英旋光管进行，读数误差应符合规定。

2. 注意事项

（1）每次测定前应以溶剂作空白校正，测定后，再校正1次，以确定在测定时零点有无变动；如第2次校正时发现零点有变动，则应重新测定旋光度。

（2）配制溶液及测定时，均应调节温度至20℃±0.5℃（或各药品项下规定的温度）。

（3）供试的液体或固体物质的溶液应充分溶解，不显浑浊或含有混悬的小粒，供试液应澄清。

（4）物质的比旋度与测定光度、波长、溶剂、浓度和温度等因素有关，因此，在表示物质的比旋度时应注明测定条件。

（六）折光率测定

光线自一种透明介质进入另一种透明介质的时候，由于两种介质的密度不同，光的进行速度发生变化，即发生折射现象。一般折光率系指光线在空气中进行的速度与在供试品中进行速度的比值。根据折射定律，折光率是光线入射角的正弦与折射角的正弦的比值，即

$$n = \sin i / \sin r$$

式中，n为折光率；$\sin i$为光线入射角的正弦；$\sin r$为光线折射角的正弦。

物质的折光率因温度或光线波长的不同而改变，透光物质的温度升高，折光率变小；入射光线的波长越短，折光率越大。折光率以n_D^t表示，D为钠光谱的D线，t为测定时的温度。

2015年版《中国药典》系采用钠光谱的D线（589.3nm）测定供试品相对于空气的折光率（如用阿培折光计，可用白光光源），除另有规定外，供试品温度为20℃。测定折光率可以区别不同的油类或检查某些药品的纯杂程度。

测定用的折光计需能读数至0.0001，测量范围1.3～1.7，如用阿培折光计或与其相当的仪器，测定时应调节温度至20℃±0.5℃（或各药品项下规定的温度），测量后再重复读数2次，3次读数的平均值即为供试品的折光率。

测定前，折光计读数应使用校正用棱镜或水进行校正，水的折光率20℃时为1.3330，25℃时为1.3325，40℃时为1.3305。

（七）pH测定

1. 原理 通常应用pH计测定溶液的酸碱度。pH计以玻璃电极作为指示电极（负极），饱和甘汞电极作为参比电极（正极）浸入待测溶液中组成原电池，原电池的电动势与溶液的pH呈线性关系。由于原电池的电动势受电极、溶液组成、电极使用时间长短等诸多因素的影响，既不能准确测定，又不易由理论计算求得。在实际使用中采用"两次测量法"进行，首先用标准缓冲溶液来校准pH计，即进行"定位"，定位时选用的标准溶液与待测试液pH应尽量相近。有些玻璃电极或pH计的性能可能有缺陷，还需用另一种标准缓冲溶液来检验，再进行待测试液pH的测定。

pH计可用于透明溶液及有色、黏稠、浑浊溶液的pH测定，是检查溶液酸碱性常用和有效的方法。

2. pH计的校正与检定 pH计应定期进行检查，并符合国家的有关规定。在使用前必须用标准缓冲液，或者国家标准物质管理部门发放的标示pH准确至0.01pH单位的各种标准缓冲液校正仪器。

3. 测定方法

（1）配制标准缓冲液：见附录3。

（2）pH计的校准、检验与溶液的pH测定

1）校准：用一种标准缓冲液，按pH计的使用方法校准pH计。

2）用校准好的pH计测量另一种与校准时所用缓冲液的pH相差3个单位左右的标准缓冲液，测得值与实际值之间的误差不得超出0.02pH单位。

3）测定：用校准好的pH计测定待测溶液的pH。

4. 注意事项

（1）每次更换标准缓冲液或供试液前，应用纯化水充分洗涤电极，然后将水吸尽，也可用所换的标准缓冲液或供试液洗涤。

（2）在测定高pH的供试品时，应注意误差的问题，必要时选用适当的玻璃电极测定。

（3）对弱缓冲液（如水）的pH测定，先用邻苯二甲酸氢钾标准缓冲液校正仪器后测定供试液，并重取供试液再测，直至pH的读数在1分钟内改变不超过±0.05为止；然后再用硼砂标准缓冲液校正仪器，如上法测定；两次pH的读数相差应不超过0.1，取两次读数的平均值为其pH。

（4）配制标准缓冲液与溶解供试品的水，应是新沸过的冷蒸馏水，其pH应为5.5～7.0。

（5）标准缓冲液一般可保存2～3个月，但发现有浑浊、发霉或沉淀等现象时，不能继续使用。

仪器校正用的不同温度时标准缓冲液的pH见表1-1。

表 1-1 不同温度时标准缓冲液的 pH

温度(℃)	草酸盐标准缓冲液	苯二甲酸盐标准缓冲液	磷酸盐标准缓冲液	硼砂标准缓冲液	氢氧化钙标准缓冲液
0	1.67	4.01	6.98	9.64	13.43
5	1.67	4.00	6.95	9.40	13.21
10	1.67	4.00	6.92	9.33	13.00
15	1.67	4.00	6.90	9.28	12.81
20	1.68	4.00	6.88	9.23	12.63
25	1.68	4.01	6.86	9.18	12.45
30	1.68	4.02	6.85	9.14	12.29
35	1.69	4.02	6.84	9.10	12.13
40	1.69	4.04	6.84	9.07	11.98
45	1.70	4.05	6.83	9.04	11.84
50	1.71	4.06	6.83	9.01	11.71
55	1.72	4.08	6.83	8.99	11.57
60	1.72	4.09	6.84	8.96	11.45

(八)含量测定

含量测定就是采用一定方法和技术测定药材中有效成分或指标性成分的含量,有时可以测定一类成分或某个溶剂部位成分的含量。通过含量测定结果可以评价药材质量的优劣,是理化鉴定的主要内容之一。色谱法和光谱法是药材含量测定的主要方法,但色谱法和光谱法的技术与方法很多,其原理和操作方法在《天然药物化学》《药物分析化学》等课程中已经学习过,限于篇幅,本教材中不再讲述。

九、DNA分子标记鉴定

自 20 世纪 80 年代初,分子生物学大量运用于植物研究领域后,DNA 分子标记不仅在农业上对植物选种、育种和改良等方面的应用稳步增长,而且在中药资源、鉴定、栽培等方面也有着很好的发展前景,DNA 分子标记技术被运用得越来越多。

在一般情况下,DNA 分子标记技术涉及的分子生物学原理比较简单,实验方法也不复杂,但熟练掌握、灵活运用,并有效地解决实验中出现的各种情况,仍有许多问题值得重视。其中,如何有效地提取高质量的植物 DNA 已成为研究的一个重要方面。植物 DNA 的有效提取,它是进行任何 DNA 工作的前提和基础,也是最关键的一步。近几年植物 DNA 提取方法如下。

(一)DNA提取方法

1. CTAB 法 CTAB(celyl triethyl ammonium bromide,十六烷基三乙基溴化铵)是一种去污剂,可溶解细胞膜,它能与核酸形成复合物,在高盐溶液中(0.7mol/L NaCl)是可溶的,当降低溶液盐浓度到一定程度(0.3mol/L NaCl)时,从溶液中沉淀,通过离心就可将 CTAB 与核酸的复合物同蛋白质、多糖类物质分开。然后将 CTAB 与核酸的复合物沉淀溶解于高盐溶液,再加入乙醇使核酸沉淀,CTAB 能溶于乙醇。

CTAB 法虽然已经很成熟,也是文献报道中使用最多的 DNA 提取方法,但由于步骤多、试剂组成复杂、易污染等缺点,在使用上受到了一定的限制。

2. SDS 法 利用高浓度的 SDS(sodium dodecyl sulfate,十二烷基硫酸钠),在较高温度

（55～65℃）条件下裂解细胞，使染色体离析，蛋白质变性，释放出核酸，然后采用提高盐浓度及降低温度的方法使蛋白质及多糖杂质沉淀，最常用的方法是加入 5mol/L 醋酸钾于冰上保存，低温条件下醋酸钾与蛋白质及多糖结合成不溶物。离心除去沉淀后，上清液中的 DNA 反复用酚 / 三氯甲烷抽提除去其中的蛋白质等杂质，用乙醇沉淀水相中的 DNA。

该法操作简单、温和，也能提取到较高分子量 DNA，故应用广泛。

3. 高盐低 pH 法   高盐低 pH 法是利用高盐沉淀蛋白质，低 pH 来提取 DNA 的一种方法。此种方法能有效防止组织破碎，防止沉淀大量材料时的电离化作用与酚化合物的进一步氧化降解，以保证所提取的 DNA 质量。

本方法操作简单，所需器材和设备的要求不高，无污染且试剂便宜，大多为国产试剂，适用于很多植物 DNA 的提取。

4. 简易操作方法   简易操作方法是通过优化以上 3 种基本方法的操作步骤、试剂用量与作用时间所建立的一种改良的 DNA 快速提取方法。

该方法具有快速、简便、经济和高效的特点，在室温下即可进行，污染器皿少，实用性强，提取条件温和，所需的药品和仪器都很常规，提取物产量较高，纯度较好，适用于教学实验和科研课题中对大量材料的处理。

由于简易操作省去了很多操作步骤，所以所获 DNA 的浓度和纯度方面都比其他方法差些，有时简易操作方法对某些材料进行 DNA 提取效果不佳。

5. 采用基因释放剂提取 DNA   基因释放剂可以说是 PCR 扩增制备用的第二代试剂。第二代 PCR 样品制备试剂是一种可以用少量样品与试剂操作而获得适于扩增用 DNA 的试剂，通常还可省略、代替或合并作为经典核酸制备特点的很多试剂、转移和操作步骤。第二代试剂与方法一般来说可克服某些经典核酸抽提法在样品制备上的缺点，如速度、效率、产量等。

利用基因释放剂直接进行 PCR 的优点如下：①省略了复杂的提取 DNA 步骤，省时、省力；②解决了实验要求样品质量、数量严格的问题，对某些难得的样品组织标本等，微量即可使用，使得特殊研究成为可能。

6. 采用试剂盒提取 DNA   所谓 DNA 提取试剂盒是指包含了提取植物 DNA 所需的试剂，能直接用于提取高质量的 DNA。

由于其适用于多个样品同时操作，快速、准确、方便，无需酚和三氯甲烷抽提，避免了有机质溶剂的污染，在科研中的地位慢慢开始受到重视。

但其价格昂贵使得使用上受到资金限制，所需待检药材甚微（0.001～0.025g），所以适用于稀有珍贵样品的 DNA 提取。

7. 在实际操作过程中要注意以下几个问题

（1）在通常情况下，为了找到材料的最适 DNA 提取方法，需要将几种提取方法作比较，有时甚至需要综合考虑几种提取方法的优点。

（2）考虑到植物无论是使用部位还是非使用部位，其基因都是相同的，而且不受生长季节、生长周期的影响，对是否新鲜也无特别要求，但是在选取材料上总的一个原则还是尽量使用植物的幼嫩部位。

（3）对于含有较多次生代谢产物的材料，直接提取 DNA 会因存在大量的多酚化合物而呈褐色，因此在提取过程中加入缓冲液进行浸泡，以除去部分可溶性的多酚化合物，并加入聚乙烯吡咯烷酮（PVP）与 β- 巯基乙醇以防止多酚化合物的氧化。

（4）对于含蛋白质和多糖较多的材料，可以用加入 0.25%（V/V）乙醇和 0.11%（V/V）

5mol/L KOAc 试液沉淀蛋白质和多糖。

（5）随着分子生物学实验技术的发展，各种类型规格的 DNA 提取试剂盒也相继问世，对于珍贵稀有的植物材料，实验室可根据实际情况选用相应试剂盒。

（二）DNA 分子标记技术的方法

DNA 分子标记是指以 DNA 多态性为基础的遗传标记。利用分子标记技术分析生物个体之间 DNA 序列差别并用于作图的研究始于 1980 年。经过几十年的发展，现在的 DNA 标记技术已有十多种，特别适合于易混淆品种、近缘品种、珍稀品种等珍贵样品的鉴定，现介绍常用分子标记技术的方法。

1. 限制性内切酶酶切片段长度多态性（restriction fragment length polymorphism，RFLP）

其基本原理是物种的基因组 DNA 在限制性内切酶的作用下，在特定的核苷酸顺序上切割，产生相当多的大小不等的 DNA 片段，用放射性核素标记的 DNA 探针检测与被标记 DNA 相关的片段，构建多态性图谱。物种间甚至品种间在同源染色体的 DNA 序列上呈多态现象，但该方法试验步骤烦琐（包括 Southern 转移、探针标记、杂交、检测等），又受到探针来源的限制，所需 DNA 样品量大。

2. 聚合酶链式反应（polymerase chain reaction，PCR） PCR 技术是 20 世纪 80 年代中期发明的一种模拟体内 DNA 复制过程的体外酶促合成特异性核酸片段技术，又称无细胞分子克隆技术。它以待扩增的两条 DNA 链为模板，由一对人工合成的寡核苷酸引物（两条与被检测的 DNA 片段正链和负链末端互补的寡聚核苷酸链，最适长度在 15～25 个碱基之间）介导，通过 DNA 聚合酶促反应，在体外进行特异 DNA 序列扩增。PCR 过程在经过变性、复性、延伸等约 30 个循环后，能在 2 小时内将痕量的靶 DNA 扩增数百万倍。该方法具有操作简便、快速、特异、灵敏的特点，不需提纯 DNA，不需使用放射性核素，省去了基因克隆步骤，对植物材料要求不严（新鲜、快速干燥、化石、干药材均可），用量少（>50mg）。但该技术所需的一对引物设计需要知道物种的遗传信息，因而在生药研究中具有一定的局限性。

3. PCR 扩增的特定片段的限制性位点分析（PCR-RFLP、RAPD-RFLP） PCR 技术使目的基因容易获得，使 RFLP 分析成为可能，由此产生 PCR-RFLP、RAPD-RFLP 等方法。与 RAPD 技术的不同之处在于，PCR-RFLP 技术由于引物的合成具有特异性，从而使扩增产物也具有特异性，利用多种不同的限制性内切酶单或双酶解反应产物，构建物理图谱，分析限制性位点变异在分类群中的发生。这些技术与经典的 RFLP 比较，具有不需提纯 DNA，不需使用放射性核素，不需经过测序却能得到相似结果等特点。

4. 随机扩增多态性 DNA（random amplified polymorphic DNA，RAPD）和任意引物 PCR（AP-PCR） 这两种技术是在 20 世纪 90 年代初几乎同时发明的。其主要优点是适于未知序列的基因组 DNA 的检测。RAPD 技术的基本原理是采用合成的较短的单个随机引物（10 核苷酸），利用生药总 DNA 为模板，在 DNA 聚合酶的作用下，进行非特异性的 PCR 扩增反应，可获得一组不连续的 DNA 片段，分析扩增产物电泳图谱在不同类群中的变异。每个扩增产物代表了基因组上的一个位点。个体间的多态性主要是引物结合位点的序列变异，表现为有或无某特定的扩增带。扩增片段具有种、品种、品系及单株特异性。具有一套随机引物即可用于任何物种（不需已知的基因组 DNA 序列，也不需物种特异的探针和引物）的特点。AP-PCR 技术是用 20～30 个碱基的任意引物，以未知序列的基因组 DNA 为模板，进行 PCR 扩增。

5. DNA 测序方法（DNA sequencing） 目前用于 DNA 测序的基因主要有叶绿体基因组的 *rbc*L、*mat*K 与核基因组的 rRNA、ITS 等（植物类），线粒体基因组的 *cty*-b（动物类）。*rbc*L

基因分辨率高,变异较均一分布,进化速率差异大,一般用于科级以上分类群研究。*mat*K 位于 *trn*K 基因的内含子中,长约 1500 个碱基,编码成熟酶并参与 RNA 转录体中Ⅱ型内含子的剪切,是叶绿体基因组蛋白编码基因中进化速率最快的基因之一,变异较均一,一般用于种一级分类群亲缘关系研究。rRNA 是编码核糖体 DNA 的基因,在植物中以重复连续排列方式存在,包含进化速率不等的编码区、非编码转录区和转录区,可选择较保守的片段如18S、5S 的 rRNA 进行各种亲缘关系研究。ITS(内转录间隔区)在核糖体 DNA 中位于 18S 与 26S 基因之间,由 5.8S 基因分为两段 ITS1 和 ITS2,由于在被子植物中 ITS 存在于高重复的核糖体 DNA 中,进化速率快且片段长度仅 700bp(ITS1 和 ITS2 各为 350bp),加上协同进化使该片段在基因组不同重复单元间非常一致,等位基因间甚至 ITS 的不同拷贝之间都可能存在序列上的差异,所以一般用于种下一级分类群亲缘关系研究。同时核基因是双亲遗传,不同于叶绿体基因是单亲遗传,能反映真正的进化历程,使得核基因在生药学研究中具有重要意义。

DNA 分子研究技术的研究领域目前主要在:①药用植物的分子系统学方面;②药用植物种质资源的分子生物学方面;③生药鉴定;④药用植物有效成分基因调控方面。

十、生药指纹图谱的制订

随着化学与药理药效学的研究,人们已经认识到药效物质不是来自任何单一的活性成分,且相互之间存在着协同和拮抗作用,特别是当前大多数生药的活性成分尚未完全阐明,以任何一种或几种化学成分为指标都难以完全评价生药的内在品质。因此,应用现代色谱、波谱分析手段建立生药的指纹图谱,是实现质量控制的有效方法。

生药的指纹图谱是指运用现代分析技术对生药化学信息以图形(图像)方式进行表征并加以描述。生药中的化学成分种类、数量众多,这种多种化学成分的综合构成了生药的化学信息。指纹图谱能够全面反映生药所含内在化学成分的种类和数量,更加有效地体现了生药成分的复杂性,从而能更好地评价生药的内在质量。

(一)生药指纹图谱的建立

必须具备三个基本原则:即系统性、特征性、重现性。

1. 系统性　是指指纹图谱反映的化学成分应包括有效组分群中的主要成分,或指标成分的全部。如大黄的有效成分为蒽醌类化合物,则指纹图谱应尽可能多地反映蒽醌类成分。

2. 特征性　是指指纹图谱中反映的化学成分信息(具体表现为保留时间或位移值)是具有高度选择性的,这些信息的综合结果,将能特征地区分中药的真伪与优劣。如北五味子的 HPLC 指纹图谱,不仅包括多种已知的五味子木脂素类成分,而且还有许多未知成分,这些成分之间的顺序、比值在一定范围内是固定的,并且随药材品种不同而不同。这些整体信息,可以很好地区分北五味子和南五味子以及其他来源的五味子类生药,判别生药的真伪和优劣。

3. 重现性　指在规定的方法和条件下,不同的操作者和不同的实验室应能作出相同的指纹图谱,所建立的指纹图谱的误差应在允许的范围之内,这样才能保证指纹图谱的使用具有通用性和实用性。

(二)指纹图谱的检测标准制订

包括生药的名称、汉语拼音、拉丁名、来源、供试品和参照物的制备、检测方法、指纹图谱及技术参数。项目的技术要求如下:

1．名称、汉语拼音　按中药命名原则制订。

2．来源　包括原植物或动物的科名、中文名、拉丁学名、药用部位、产地、采收季节、产地加工、炮制方法等；矿物药包括矿物的类、族、矿石名或岩石名、主要成分、产地、产地加工、炮制方法等。动、植物药材均应固定品种、药用部位、产地、采收期、产地加工和炮制方法，矿物药应固定产地和炮制、加工方法。

3．供试品的制备　应根据生药中所含化学成分的理化性质和检测方法的需要，选择适宜的方法进行制备。制备方法必须确保该生药的主要化学成分在指纹图谱中的体现，应具备很好的特征性，并说明选用制备方法的依据。如供试品需要提取、纯化，应考察提取溶剂、提取方法、纯化方法等，提取、纯化方法应力求最大限度地保留供试品中的化学成分；如供试品需要粉碎检测，应考察粉碎方法、粒度等。

4．参照物的制备　应说明参照物的选择和试验样品制备的依据。应根据供试品中所含成分的性质，选择适宜的对照品或内标物作为参照物。参照物的制备应根据检测方法的需要，选择适宜的方法进行，并说明制备理由。

5．检测方法　根据供试品的特点和所含化学成分的理化性质选择相应的检测方法。应说明选择检测方法的依据和该检测方法的原理，确定该检测方法的方法学考察资料和相关图谱（包括稳定性、精密度和重现性）。对于所含成分类型较多的生药，如一种检测方法或一张图谱不能反映该生药的固有特性，可以考虑采用多种检测方法或一种检测方法的多种测定条件，建立多张指纹图谱。建立指纹图谱所采用的色谱柱、薄层板等必须固定厂家和型号、规格，试剂、测定条件等必须相应固定。采用光谱法建立指纹图谱，其相应的检测条件也必须固定。

（1）稳定性试验：主要考察供试品的稳定性。取同一供试品，分别在不同时间检测，考察色谱峰的相对保留时间、峰面积比值的一致性，确定检测时间。采用光谱方法检测的供试品，参照色谱方法进行相应的考察。

（2）精密度试验：主要考察仪器的精密度。取同一供试品，连续进样 6 次以上，考察色谱峰的相对保留时间、峰面积比值的一致性。采用高效液相色谱和气相色谱制订指纹图谱，在指纹图谱中规定共有峰面积比值的各色谱峰，其峰面积比值的相对标准偏差 RSD 不得大于 3%，其他方法不得大于 5%。采用光谱方法检测的供试品，参照色谱方法进行相应考察，相对标准偏差 RSD 不得大于 3%。

（3）重现性试验：主要考察实验方法的重现性。取同一批号的供试品 6 份以上，按照供试品的制备和检测方法制备供试品并进行检测，考察色谱峰的相对保留时间、峰面积比值的一致性。采用高效液相色谱和气相色谱制订指纹图谱，在指纹图谱中规定共有峰面积比值的各色谱峰，其峰面积比值的相对标准偏差 RSD 不得大于 3%，其他方法不得大于 5%。采用光谱方法检测的供试品。参照色谱方法进行相应考察，相对标准偏差 RSD 不得大于 3%。

6．指纹图谱及技术参数

（1）指纹图谱：根据供试品的检测结果，建立指纹图谱。采用高效液相色谱法和气相色谱法制订指纹图谱，其指纹图谱的记录时间一般为 1 小时；采用薄层扫描法制订指纹图谱，必须提供从原点至溶剂前沿的图谱；采用光谱方法制订指纹图谱，必须按各种光谱的相应规定提供全谱。对于化学成分类型复杂的品种，必要时可建立多张指纹图谱。指纹图谱的建立：即根据 10 批次以上供试品的检测结果所给出的相关参数制订。

（2）共有指纹图谱的标定：采用色谱方法制订指纹图谱，必须根据参照物的保留时间，计算指纹峰的相对保留时间。根据 10 批次以上供试品的检测结果，标定生药的共有指纹峰。色谱法采用相对保留时间标定指纹峰，光谱法采用波长或波数标定指纹峰。

（3）共有指纹峰面积的比值：以对照品作为参照物的指纹图谱，以参照物峰面积作为 1，计算各共有指纹峰面积与参照物峰面积的比值；以内标物作为参照物的指纹图谱，则以共有指纹峰中其中一个峰（要求峰面积相对较大、较稳定的共有峰）的峰面积作为 1，计算其他各共有指纹峰面积的比值。各共有指纹峰的面积比值必须相对固定。生药的供试品图谱中各共有峰面积的比值与指纹图谱各共有峰面积的比值比较，单峰面积占总峰面积大于或等于 20% 的共有峰，其差值不得大于 ±20%；单峰面积占总峰面积大于或等于 ±10%，而小于 ±20% 的共有峰，其差值不得大于 ±25%；单峰面积占总峰面积小于 ±10% 的共有峰，峰面积比值不作要求，但必须标定相对保留时间。未达基线分离的共有峰，应计算该组峰的总峰面积作为峰面积，同时标定该组各峰的相对保留时间。应根据 10 批次以上供试品图谱中各共有指纹峰面积的比值，计算平均值，列出各批供试品的检测数据。

（4）非共有峰面积：计算 10 批次以上供试品图谱中非共有峰总面积及占总峰面积的百分比，列出各批供试品的检测数据。

（三）生药指纹图谱检测标准（草案）书写格式

1. 生药的名称、来源。

2. 供试品溶液的制备。

3. 对照品溶液或内标物溶液的制备。

4. 测定方法（包括仪器、试剂、测定条件和测定方法）。

5. 指纹图谱及各项技术参数。

6. 起草项目的说明。

十一、生药质量标准的制订

质量标准是对生药、成药的处方组成、药材的来源、工艺、主要成分或有效成分的含量等进行的研究所做的技术规定，用于指导生产、经营、使用、检验和监管管理，以保证药品的安全性、有效性、稳定性和可控性。生药的质量标准由质量标准和起草说明两大部分组成，它是生药、成药研究中重要的组成部分。对其质量标准中的各项内容都应做细致真实的考察试验，各项实验数据要求准确可靠。

（一）质量标准的内容

包括名称、汉语拼音、药材拉丁名、来源（基源、药用部位、采收加工）、性状、鉴别、检查、浸出物测定、含量测定、炮制、功能与主治、用法与用量、注意、贮藏等项。

质量标准制订的技术要求如下：

1. 名称、汉语拼音、药材拉丁名　按中药命名原则要求制定。命名应明确、简短、科学，不用易误解和混用的名称，命名不应与已有的药材名称重复，一般不另起商品名。

中文名：

（1）一般根据全国多数地区习用的名称命名。

（2）各地习用名称不一致，或难以定出比较合适的名称时，可选用植物名命名。

（3）申请新药前虽已有名称，但因不符合命名原则须改用新名称者时，可将其原名作为副名并加括号暂列于中文名后,在标准转正时撤销副名。

(4)除特殊情况外,一般不加药用部位名,如山药不叫"山药根"。若采用习用名,其中已包括药用部位者,则仍可保留药用部位名,如枇杷叶等。

(5)药材的名称与化学药品名一致时,应以药材名为正名,化学名为副名,如芒硝(硫酸钠)。

(6)从国外引种的进口药材,如来源、质量与国家制定的进口药标准的规定完全一致时,可用原名,如西洋参;若有差异,则名称应有区别。

(7)药材的人工方法制成品、提取物,其名称应与天然品的名称有所区别,如培植牛黄、人工麝香等。

汉语拼音名:按照中国文字改革委员会的规定拼音,第一个字母须大写,并注意药品的读音习惯。如:山楂 Shanzha,毛诃子 Maohezi,阿胶 Ejiao,阿魏 Awei。

拉丁名:除少数药材可不标明药用部位外,需要标明药用部位的,书写格式一般如下:先写属名或种名或属种名,用第二格,后写药用部位,用第一格,如有形容词则放在最后,所有单词的首字母均用大写。药材的拉丁名一般采用属名或属种名命名。如:远志 Polygalae Radix,苦杏仁 Armeniacae Semen Amarum。

2．基源(来源)　包括基源即原植(动)物的科名、植(动)物的中文名、拉丁学名、药用部位、采收季节和产地加工等,矿物药包括该矿物的类、族、矿石或岩石名。主要成分及产地加工。

(1)原植(动、矿)物需经有关单位鉴定,确定原植(动)物的科名、中文名及拉丁学名;矿物的中文名及拉丁名。

(2)药用部位是指植(动)物经产地加工后可药用的某一部分或全部。

(3)采收季节和产地加工系指能保证药材质量的最佳采收季节和产地加工方法。

3．性状　是指药材的外形、颜色、质地、表面特征、断面及气味等的描述,除必须鲜用的按鲜品描述外,一般以完整的药材为主,易破碎的药材还须描述破碎部分。描述要抓住主要特征,文字要简练,用语应确切。

4．鉴别　选用方法要求专属性强、灵敏、快速、简便。包括经验鉴别,显微鉴别(组织切片、粉末或表面制片,显微化学),一般理化鉴别和色谱(或光谱)鉴别,以及其他方法的鉴别。

5．检查　包括杂质、水分、灰分、酸不溶性灰分、重金属、砷盐、农药残留量及其他必要的检查项目。

6．浸出物测定　参照2015年版《中国药典》通则浸出物测定要求(通则2201),对于有效成分尚不清楚的药材,可结合用药习惯、药材质地及已知的化学成分类别等选定适宜的溶剂,测定其浸出物量以控制质量。浸出物量的限(幅)度,含量限(幅)度指标应根据实测数据制订。

在建立化学成分的含量测定有困难时,也应考虑建立相应的指纹图谱分析测定或生物效价测定及其他方法。

7．含量测定　应建立有效成分含量测定项目,操作步骤叙述应准确,术语和计量单位应规范。含量限(幅)度指标应根据实测数据制订。

8．炮制　根据用药需要进行加工炮制的品种,应制订合理的加工炮制工艺,明确辅料的用途和制订加工炮制品的质量标准。

9. 功能与主治、用法与用量、注意及贮藏等项,根据该药材研究结果制订。

10. 有关质量标准的书写格式,均参照 2015 年版《中国药典》。

(二)起草说明

目的在于说明制订质量标准中各个项目的制订理由,及规定各项目指标的依据、技术条件和注意事项等,既要有理论解释,又要有实践工作的总结及实验数据。要求如下:

1. 名称、汉语拼音、拉丁名   阐明确定该名称的理由与依据。

2. 基源(来源)   按质量标准的制订内容进行。

(1)有关该药材的原动(植、矿)物鉴定详细资料,以及原动(植)物的形态描述、生态环境、生长特性、产地及分布。引种或野生变家养的动(植)物药材,应有与原种、家养的动(植)物对比的资料。

(2)确定该药用部位的理由及实验研究资料。

(3)确定该药材最佳采收季节及产地加工方法的研究资料。

3. 性状   说明性状描述的依据、该药材标本的来源,及在性状描述中其他需要说明的问题。

4. 鉴别   选用各项鉴别的理由和全部实验资料,及经过实验而未选用的理由和全部实验资料。色谱(或光谱)鉴别实验选择条件的记录,显微鉴别组织、粉末的墨线图(注明放大倍数),色谱(或光谱)鉴别的附图。薄层色谱附彩色照片。以化学成分作理化鉴别的,附确定该药材所含化学成分的文献报道或实验研究资料。

5. 检查   说明各检查项目的理由及其实验数据,阐明确定该检查项目限度指标的意义及依据。重金属、砷盐、农药残留量的考察结果及是否列入质量标准的理由。

6. 浸出物测定   选用浸出物测定的理由和溶剂选择依据及测定方法研究的实验资料。阐明确定该浸出物量限(幅)度指标的意义及依据(至少应有 10 批样品 20 个数据)。

7. 含量测定   阐明含量测定方法的原理,确定该测定方法的方法学考察资料(包括测定方法的重现性和稳定性试验,回收率试验等);阐明确定该含量限(幅)度的意义及依据(至少应有 10 批样品 20 个数据)。

十二、中药制剂质量标准的制订

质量标准是新药研究的重要组成部分。中药制剂的质量标准一般包括如下内容:

(一)名称

包括中文名、汉语拼音、拉丁文。

(二)处方注意事项

1. 凡国家标准已收载的药材,一律采用最新版规定的名称。地方标准收载的品种与国家药品标准名称相同而来源不同的,应另起名称。国家药品标准未收载的药材,应采用地方标准收载的名称,应另加注明。

2. 其药味的排列顺序根据中医理论,按"君""臣""佐""使"排列。

3. 处方中各药材的计量单位,重量以"g"为单位,容量以"ml"为单位,全处方量应以制成 1000 个制剂单位的成品量为准。

(三)制法

1. 成方制剂应列处方,单味制剂为单一药味,可不列处方。药味的排列顺序应根据组方原则排列。炮制品需注明。

2．处方中的药材名称按要求写。

3．处方量用法定计量单位。

4．制法项下主要叙述处方中药物共多少味(包括药引、辅料)，各味药处理的简单工艺。对质量有影响的关键工艺，应列出控制的技术条件(如时间、温度、压力、pH 等)。

（四）性状鉴别

一种制剂的性状往往与投料的原料质量及工艺有关。制剂的性状指成品的颜色、形态、气味等。

除去包装后的直观情况，按颜色、外形、气味依次描述；片剂、丸剂如有包衣的还应描述除去包衣后片心、丸心的颜色及气味，硬胶囊剂应写明除去胶囊后内容物的色泽；丸剂如用朱砂、滑石粉或煎出液包衣应先描述包衣色，再描述除去包衣后丸心的颜色及气味。

（五）鉴别方法

鉴别方法包括显微鉴别、理化鉴别。要求专属性强、灵敏度高、重现性好。

1．显微鉴别　应突出描述易察见的特征。叙述应准确。应附显微特征图。

2．理化鉴别

（1）鉴别反应：照《中国药典》2015 年版四部通则方法进行。

（2）荧光鉴别：一般应采用 365nm 波长的紫外线灯。

3．色谱鉴别　在复方制剂中最常用的是薄层色谱鉴别。中药制剂中有与 2015 年版《中国药典》收载品种相同的药味，一般尽可能采用与药材相同条件进行薄层色谱鉴别，描述也应统一。

（六）检查

参照《中国药典》2015 年版四部通则各有关制剂通则项下规定的检查项目和必要的其他检查项目进行检查，并制订相应的限量范围。

通则规定的检查项目要列出具体数据的，或通则规定以外的检查项目，其描述次序为相对密度、pH、乙醇量、总固体、干燥失重、水中不溶物、酸不溶物、重金属、砷盐等。

（七）浸出物

根据剂型和品种的需要，依照《中国药典》2015 年版浸出物测定的有关规定，选择适当的溶剂和方法进行测定。并规定限(幅)度指标。

（八）含量测定

应首选处方中的君药(主药)、贵重药、毒性药，制订测定项目。如有困难，可选处方中其他药味的已知成分或具备能反映内在质量的指标成分建立含量测定方法。

含量测定方法可参考有关质量标准或有关文献。也可自行研究后建立，但应作方法学考察试验。含量限度一般规定低限，或按照其标示量制订含量测定用的百分限度。

（九）功能与主治

功能要用中医术语来描述，力求简明扼要。要突出主要功能。

（十）用法与用量

用法，是指一次量及一日使用次数；用量，为常人有效剂量；儿童使用或以儿童使用为主的中药制剂，应注明儿童剂量或不同年龄儿童剂量。毒剧药要注明极量。

（十一）注意

包括各种禁忌，如孕妇及其他疾患和体质方面的禁忌、饮食的禁忌或注明该药为毒剧药等。

（十二）规格

注明每丸（或每片）的重量；注明每包（或瓶、粒）的装量；以标示量计的，注明每片的含量。

（十三）贮藏

系指对中药制剂贮存与保管的基本要求。根据制剂的特性注明保存的条件和要求。

第二篇 实 验

实验1 显微测量技术

【目的要求】

（1）了解显微镜的使用。

（2）熟悉显微测微尺的使用方法。

（3）掌握显微测量的技术。

【仪器、试剂及材料】

（1）仪器：镜台测微尺（台尺）、目镜测微尺（目尺）、显微镜。

（2）材料：组织切片（石斛永久制片、枳壳永久制片）。

【实验内容】

（一）显微测量

显微测量通常是用测微尺进行，测微尺是用来测量显微镜下所见物体的长度、大小的标尺，包括镜台测微尺和目镜测微尺两部分。

1. 镜台测微尺 简称台微尺或台尺，它的外形和载玻片相似，中央部分印有一条微细的标尺，标尺全长 1mm，精确分成 10 大格，每一大格分成 10 小格，共 100 小格，因此每一格的长度是 0.01mm，即 10μm。标尺的外围有一个小圆环，便于在显微镜下寻找标尺的位置。标尺上面往往覆有一个圆形的盖玻片以资保护（图 2-1）。

镜台测微尺是显微长度测量的标准，不受目镜和物镜倍率的影响，不能直接用来测量物体的长度和大小，而是用来校正目镜测微尺的，没有它就无法测量物体的真实长度。

2. 目镜测微尺 简称目微尺或目尺，它是放在目镜内的标尺，是一个圆形的小玻片，形状与圆形盖玻片相似而较厚，玻片的中央部分印有标尺，标尺长度通常是 1mm，精确地分为 100 小格（图 2-2）。现在也有在目镜上直接印有刻度，称为目尺目镜。

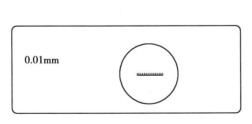

图 2-1 镜台测微尺

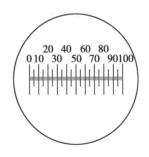

图 2-2 目镜测微尺

3. 校正 目镜测微尺是用来直接测量物体长度的标尺，它的每小格所代表的长度是依显微镜的放大倍数而改变的，因此在使用前必须用镜台测微尺来校正，以确定在使用此显微镜及特定的物镜、目镜和镜筒长度时，目微尺上每一小格代表的实际长度。

方法：拧开目镜的上透镜，将目镜测微尺的标尺正面向上，把目尺轻轻放在目镜中部的隔板上，拧上透镜，放回原镜筒，必要时转动目镜上透镜至标尺清楚为止。再将台尺放在载物台上，用低倍物镜找到台微尺的刻度，并准确地调整焦距，至能同时看清目尺和台尺的刻度，转动目镜使两种标尺刻度互相平行，移动台尺使位于目尺的稍下方，并使两种标尺的一端刻线互相对齐并重叠，再寻找两标尺上两个较远的完全重合的刻线（进行比较的距离越长越准确，如图2-3所示）。记下重合两线间各尺具有的小格数目，然后计算目尺每一小格所代表实际长度的数值为多少。如果使用的是目尺目镜，就只要使两种标尺的一端刻线互相对齐并重叠，再寻找两标尺上两个较远的完全重合的刻线，记下小格数目，然后计算即可。

目镜测微尺每小格的实际长度（μm）/ 小格 = 台尺格数 / 目尺格数 ×10μm/ 小格

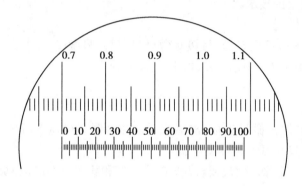

图 2-3　目镜测微尺的校正

例如：用 10× 目镜和 10× 物镜，测得台微尺的小格数为 100 小格，目尺与台尺最远的重合的小格数为 74 小格，目镜测微尺在低倍镜下每小格为：100÷74×10μm=13.5μm。用 40× 物镜，10× 目镜，此时由于放大倍数增加，视场缩小，只能看到台尺的一部分，测得目微尺 93 小格与台微尺 33 小格相重合，则目微尺每一小格所代表的长度为：33÷93×10μm=3.6μm。一般需测试 3 次，取其平均值。如物镜与目镜的放大倍数改变，目镜测微尺每小格的实际长度也会改变，应重新校正。

（二）物体的测量

取下载台量尺，将标本片置于载物台上，于显微镜下用已校正的目镜测微尺测量其长度或直径，清晰观察到目的物后，用目尺测量目的物的长度或直径有多少格数，然后按以下公式计算即可。

物体的大小（μm）= 目镜测微尺每小格的实际长度（μm/ 小格）× 小格数

注意：微细物体常在高倍镜下测量，较长的物体则用低倍镜测量较好，不同的倍率下目镜测微尺每小格的实际长度是不同的。

【作业】

（1）计算目尺在低倍镜和高倍镜下每小格所代表的长度。

（2）测量一生药5个油室（导管或细胞）的长度或直径。

【思考题】

（1）标定目尺有何意义？

（2）在生药物体的测量中要注意什么？

实验2　显微描绘技术

【目的要求】

（1）熟悉显微描绘及墨线绘图法。

（2）掌握描绘器的使用方法。

【仪器、试剂及材料】

（1）仪器：显微镜、显微目镜描绘器、绘图板。

（2）试剂：水合氯醛、稀甘油、蒸馏水。

（3）材料：甘草根永久制片或任一生药永久制片、甘草粉末片。

【实验内容】

（一）目镜描绘器的使用及绘图步骤

1. 将绘图板置于实验桌上，将显微镜置于绘图板上的左侧。

2. 取下显微目镜，装上目镜描绘器，并固定。

3. 将标本片或临时制片置于载物台上，调节焦距至清晰，将绘图板置于合适的倾斜角度，上放绘图纸并固定，再调节光源，使视野内和图纸的亮度一致，调节聚光镜及描绘器上的滤光片至视野明暗度合适，可见图像和绘图纸及纸上的铅笔尖的物像同时清晰。

4. 用2H型铅笔轻轻依物像描绘。

5. 如要画的物像大于一个视野，则画完一个视野后，同时平移标本片和绘图纸，使描好的目的物像仍有少部分在视野中并重合，再继续描绘。

6. 草图完成后，移开显微镜，用HB铅笔将草图上的线条绘清楚，再画上引线，标明注解。

（二）放大倍数的计算

图形画好以后，用直尺（mm）量出画在绘图纸上目的物的物像的长度或大小，用其除以用目镜量尺量得目的物在同一方向的实际长度或大小（μm），即得绘图的放大倍数，放大倍数一般应为整数。要注意单位的换算。

放大倍数 = 直尺量出在绘图纸上图像的长度或大小（mm）/ 目镜量尺量出同一物像在同一方向上实际长度或大小（μm）

（三）墨线绘图法

1. 绘铅笔草图时，线条要求粗细均匀圆滑，流畅自然，图形美观，清晰。

2. 将铅笔草图放在玻璃板上，把透明硫酸纸放在草图上，用回形针固定好两个角，然后用绘图笔将草图上的各线条依样描下来。

3. 绘图笔所描线条时要求流畅，线条与线条相接之间注意衔接圆滑，绘图打点时要注意用力均匀。绘图时，注意描图顺序从左至右、从上至下。

4. 墨线图必须提供印刷铅印字，注字时必须反复检查，不应贴错。

【作业】

（1）用显微描绘器绘制甘草根横切面部分详图的草图并绘制成墨线图。

（2）计算所绘图的放大倍数。

【思考题】

（1）绘制铅笔草图有哪些步骤？

（2）如何绘墨线图？

实验3　生药水分及灰分测定

【目的要求】

(1) 熟悉生药水分及灰分测定方法。

(2) 掌握生药丹参水分测定和大黄灰分测定方法。

【仪器、试剂及材料】

(1) 仪器：电热恒温干燥箱、扁形称量瓶、托盘天平、分析天平（感量 0.001g）、干燥器、变色硅胶、标准筛、马弗炉、坩埚、表面皿、无灰滤纸、水分测定装置、电热套、长刷。

(2) 试剂：10% 硝酸铵溶液、稀盐酸、甲苯、亚甲蓝。

(3) 材料：丹参粉末、大黄粉末。

【实验内容】

(一) 丹参水分测定(烘干法)

本法适用于不含或少含挥发性成分的生药。

1. 测定原理　供试品在 100～105℃下连续干燥，挥发尽其中的水分，根据减失的重量，即可计算出供试品中的含水量(%)。

2. 测定方法　取丹参供试品 5g，平铺于干燥恒重的扁形称量瓶中，厚度不超 5mm，精密称定重量(W_1)，求出供试品重量(W_s)，打开瓶盖，置恒温干燥箱中，于 100～105℃干燥 5 小时，将瓶盖盖好，移至干燥器中，冷却 30 分钟，精密称定重量，再在上述温度下干燥 1 小时，冷却，称重，至连续两次称重的差异不超过 5mg 为止(W_2)。

3. 记录与计算　记录每次称重数据，按下式计算水分含量：

$$水分含量(\%)=(W_1-W_2)/W_s×100\%$$

式中，W_1 为测试前供试品和称量瓶重量，单位：g；W_2 为干燥后供试品和称量瓶重量，单位：g；W_s 为供试品重量，单位：g。

4. 结果判断　将计算结果与药品标准的含水量限度(≤13.0%)比较，若低于或等于限度则符合规定，若高于限度则不符合规定。

5. 注意事项

(1) 测定前，称量瓶应清洗干净，干燥至恒重（连续两次干燥后的重量差异在 0.3mg 以下）。

(2) 使用厚纸条移动称量瓶，不得徒手操作。

(3) 称量瓶的盖子应与瓶体随行操作。

(4) 供试品干燥时，应将称量瓶置于干燥箱温度计水银球附近。

(5) 观察干燥箱内情况时，只能打开外层箱门，不得打开内层玻璃门。

(6) 干燥箱工作时，实验人员不得离去，应随时监控温度的变化情况，以免温度过高，烧毁供试品或引起其他事故。

(二) 大黄灰分测定

1. 总灰分测定法

(1) 测定原理：供试品在 500～600℃高温炽灼，使其中有机物质完全分解逸出，而无机成分生成灰分残渣，根据残渣重量，即可计算出供试品中的总灰分含量。

(2) 操作方法：取供试品 3～5g，置炽灼至恒重的坩埚中，称定重量 W（准确至 0.01g），缓缓炽热,注意避免燃烧,至完全炭化时,逐渐升高温度至 500～600℃,使完全灰化并至恒重。继续炽灼 30 分钟,称定灰分重量 W_1。

(3)记录与计算:记录称量数据。按下式计算总灰分含量:

$$总灰分含量(\%)=W_1/W×100\%$$

式中,W 为炽灼前供试品的重量,单位:g;W_1 为炽灼后供试品的重量,单位:g。

(4)结果判断:将计算结果与药品标准进行比较,低于或等于限度(≤10.0%)符合规定;高于限度的,则不符合规定。

2.酸不溶性灰分测定

(1)测定原理:供试品在 500～600℃高温炽灼,使其中有机物质完全分解逸出,往残留灰分中加入稀盐酸适量,溶解其中的草酸钙等生理灰分,滤去酸水,得到难溶性残渣,干燥。根据残渣重量,即可计算出供试品中酸不溶性灰分的含量。

(2)操作方法:取所得灰分置坩埚中,加入稀盐酸约 10ml,用表面皿覆盖坩埚,置水浴上加热 10 分钟,表面皿用热水 5ml 冲洗,洗液并入坩埚中,用无灰滤纸滤过,坩埚内的残渣用水洗于滤纸上,并洗涤至洗液不显氯化物反应为止。滤渣连同滤纸移至同一坩埚中,干燥,炽灼至恒重。继续炽灼 30 分钟后,称定灰分重量 W_2。

(3)记录与计算:记录称量数据。按下式计算酸不溶性灰分含量:

$$酸不溶性灰分含量(\%)=W_2/W×100\%$$

式中,W 为炽灼前供试品的重量,单位:g;W_2 为酸不溶性残渣的重量,单位:g。

(4)结果判断:将计算结果与药品标准进行比较,低于或等于限度(≤0.8%)则酸不溶性灰分符合规定;高于限度的,则不符合规定。

3.注意事项

(1)测定前,坩埚应洗净,干燥至恒重(连续两次干燥或炽灼后的重量差异在 0.3mg 以下)。供试品炽灼后也要至恒重。

(2)取供试品 2～3g(如需测酸不溶性灰分,可取 3～5g),可用托盘天平(感量 0.1g);称定重量(准确至 0.01g),应使用分析天平(感量 0.001g)。

(3)移动坩埚应使用坩埚钳或厚纸条,不得徒手操作;称量操作应准确无误,否则影响测定结果。

(4)对马弗炉的使用要严格按照操作规程操作。

(5)如供试品不易灰化,可将坩埚放冷,加热水或 10% 硝酸铵溶液 2ml,使残渣湿润,然后置水浴上蒸干,残渣按照前法炽灼,至坩埚内容物完全灰化。

(6)炽灼操作时,检验人员不得离去,并注意防止供试品燃烧或引起其他事故。

【作业】

(1)记录生药的水分及灰分测定实验步骤。

(2)记录和分析实验结果。

【思考题】

(1)生药水分的测定方法有几种?烘干法如何操作?

(2)生药酸不溶性灰分测定的原理是什么?如何操作?

【注意】

生药的水分测定除烘干法外,还常用甲苯法,此法主要适用于含挥发性成分的生药。其装置与测定法如下:

仪器装置：如图 2-4。A 为 500ml 的短颈圆底烧瓶；B 为水分测定管；C 为直形冷凝管，外管长 40cm。使用前，全部仪器应清洁，并置烘箱中烘干。

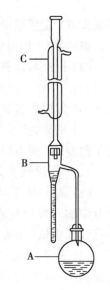

图 2-4　水分测定装置

测定法：取生药丁香颗粒 20g，精密称定 W，置 A 瓶中，加甲苯约 200ml，必要时加入玻璃珠数粒，将仪器各部分连接，自冷凝管顶端加入甲苯，至充满 B 管的狭细部分。将 A 瓶置电热套中或用其他适宜方法缓缓加热，待甲苯开始沸腾时，调节温度，使每秒钟馏出 2 滴。待水分完全馏出，即测定管刻度部分的水量不再增加时，将冷凝管内部先用甲苯冲洗，再用饱蘸甲苯的长刷或其他适宜的方法，将管壁上附着的甲苯推下，继续蒸馏 5 分钟，放凉至室温，拆卸装置，如有水黏附在 B 管的管壁上，可用蘸甲苯的铜丝推下，放置，使水分与甲苯完全分离（可加亚甲蓝粉末少量，使水染成蓝色，以便分离观察）。检读水量 V，并计算供试品中的含水量（%）。公式如下：

$$生药中水分含量（\%）=V(ml)/W(g)\times100\%$$

实验 4　生药浸出物及挥发油含量测定

【目的要求】

（1）熟悉生药的浸出物测定方法。

（2）掌握生药的挥发油含量测定方法。

【仪器、试剂及材料】

（1）仪器：分析天平、锥形瓶、蒸发皿、水浴锅、干燥器、冷凝管、吸管、移液管、烧杯、滤纸、漏斗、挥发油测定器、电热套、圆底烧瓶、量筒、干燥箱等。

（2）试剂：乙醇、二甲苯。

（3）材料：巴戟天粉末、羌活粉末、小茴香粉末等。

【实验内容】

（一）浸出物含量测定

1. 测定原理　根据已知成分的溶解性能，选用适宜的溶剂，提取并测定生药中可溶性浸出物的含量，用于表示该生药的质量。

2. 巴戟天水溶性浸出物的含量测定　冷浸法，即取巴戟天粉末约 4g，称定重量（W_1）准确至 0.01g，置 250～300ml 的锥形瓶中，精密加入蒸馏水 100ml，塞紧，冷浸，前 6 小时时时振摇，再静置 18 小时，用干燥滤器迅速滤过，精密量取滤液 20ml，置已干燥至恒重的蒸发皿中，在水浴上蒸干后，于 105℃干燥 3 小时，移置干燥器中，冷却 30 分钟，迅速精密称定重量（W_2），以干燥品计算供试品中水溶性浸出物的含量（%）。

3. 记录与计算　记录每次称重数据，按下式计算水溶性浸出物的含量：

$$水溶性浸出物的含量（\%）=(W_2\times100)/(W_1\times20)\times100\%$$

式中，W_1 为测试前的供试品重量，单位：g；W_2 为干燥后水溶性浸出物重量，单位：g。

4. 结果与判断　将计算结果与药材标准的水溶性冷浸法浸出物限度（≥50.0%）比较，若高于或等于限度则符合规定，若低于限度则不符合规定。

5. 醇溶性浸出物测定法　取羌活粉末 2～4g，称定重量（W_1）准确至 0.01g，置 100～250ml 的锥形瓶中，精密加入乙醇 100ml，塞紧，称定重量，静置 1 小时后，连接回流冷凝管，加热至沸腾，并保持微沸 1 小时。放冷后，取下锥形瓶，密塞，称定重量，用乙醇补足减失的重量，摇匀，用干燥滤器滤过。精密吸取滤液 25ml，置已干燥至恒重的蒸发皿中，在水浴上蒸干后，于 105℃干燥 3 小时，移置干燥器中，冷却 30 分钟，迅速精密称定重量（W_2），以干燥品计算供试品中醇溶性浸出物的含量（%）。

6. 记录与计算　记录每次称重数据，按下式计算醇溶性浸出物的含量：

$$醇溶性浸出物的含量（\%）=(W_2×100)/(W_1×25)×100\%$$

式中，W_1 为测试前的供试品重量，单位：g；W_2 为干燥后醇溶性浸出物重量，单位：g。

7. 结果与判断　将计算结果与药材标准的醇溶性热浸法浸出物限度（≥15.0%）比较，若高于或等于限度则符合规定，若低于限度则不符合规定。

（二）挥发油含量测定

1. 仪器装置安装　如图 2-5 所示。A 为 1000ml（或 500ml、2000ml）的硬质圆底烧瓶，上接挥发油测定器 B，B 的上端连接回流冷凝管 C。以上各部分均用玻璃磨口连接。测定器 B 应具有 0.1ml 的刻度。全部仪器应充分洗净，并检查接合部分是否严密，以防挥发油逸出。

注：装置中挥发油测定器的支管分岔处应与基准线平行。

2. 测定方法　取生药小茴香粉末约 50g，称定重量（W）（准确至 0.01g），置烧瓶中，加水 300～500ml 与玻璃珠数粒，振摇混合后，连接挥发油测定器与回流冷凝管。自冷凝管上端加水使充满挥发油测定器的刻度部分，并溢流入烧瓶时为止。置电热套中缓缓加热至沸，并保持微沸约 5 小时，至测定器中油量不再增加，停止加热，放置片刻，开启测定器下端的活塞，将水缓缓放出，至油层上端到达刻度 0 线上面 5mm 处为止。放置 1 小时以上，再开启活塞使油层下降至其上端恰与刻度 0 线平齐，读取挥发油量 V（ml），并计算供试品中挥发油的含量（%）。

3. 记录与计算　记录每次称重数据，按下式计算挥发油含量：

$$挥发油的含量（\%）=V(ml)/W(g)×100\%$$

4. 结果与判断　将计算结果与药材标准的挥发油限度（≥1.5%ml/g）比较，若高于或等于限度则符合规定，若低于限度则不符合规定。

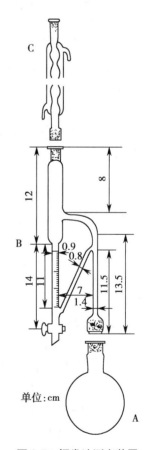

单位：cm

图 2-5　挥发油测定装置

【作业】

（1）记录生药浸出物及挥发油含量测定实验步骤。

（2）记录和分析实验结果。

【思考题】

（1）为什么要进行生药的浸出物含量测定？

（2）挥发油含量测定要注意什么？

【注意】

（1）用于挥发油含量测定的供试品，除另有规定外，一般必须粉碎使其能通过 2 号至 3

号（24～50 目）筛，并混合均匀。取供试品量应相当于含挥发油 0.5～1.0ml。

（2）本实验介绍的挥发油含量测定方法适用于测定相对密度在 1.0 以下的挥发油。

（3）相对密度在 1.0 以上的挥发油测定方法（乙法）：供试品取样量同上法。取水约 300ml 与玻璃珠数粒，置烧瓶中，连接挥发油测定器。自测定器上端加水使充满刻度部分，并溢流入烧瓶时为止，再用移液管加入二甲苯 1ml，然后连接回流冷凝管。将烧瓶内容物加热至沸腾，并继续蒸馏，其速度以保持冷凝管的中部呈冷却状态为度。30 分钟后，停止加热，放置 15 分钟以上，读取二甲苯的容积。然后按照上法进行测定，自油层量中减去二甲苯量，即为挥发油量，再计算供试品中挥发油的含量（%）。

实验 5　生药的薄层色谱鉴定

【目的要求】

（1）熟悉各生药的薄层色谱鉴定特征及方法。

（2）掌握生药的薄层色谱鉴定技术。

【仪器、试剂及材料】

（1）仪器：电吹风、硅胶 H-CMC-Na 薄层板、碱性氧化铝 G 薄层板、硅胶 H 薄层板、硅胶 G 薄层板、容量瓶、三角瓶、烧杯、水浴锅、索氏提取器、紫外线灯、层析缸、中性氧化铝柱。

（2）试剂：甲酸、盐酸、乙醚、三氯甲烷、石油醚、甲酸乙酯、苯、正丁醇、甲醇、蒸馏水、2% 盐酸、乙醇、氨水、碘、正己烷、乙酸乙酯、5% 对二甲氨基苯甲醛、10% 硫酸溶液、10% 硫酸乙醇液、二硝基苯肼乙醇液；对照品：大黄酸、乌头碱、新乌头碱、次乌头碱、黄芪甲苷、五味子甲素对照品。

（3）材料：大黄、川乌、苍术、黄芪、五味子粉末，苍术对照药材。

【实验内容】

（一）大黄的鉴定

供试品溶液的制备：取大黄粉末 0.1g，加甲醇溶液 20ml，浸渍 1 小时，滤过，取滤液 5ml，蒸干，加水 10ml，使溶解，再加盐酸 1ml，置水浴上加热 30 分钟，立即冷却，用乙醚分两次提取，每次 20ml，合并乙醚液，蒸干，残渣加三氯甲烷 1ml 使溶解。

对照品溶液的制备：取大黄酸对照品，加甲醇制成每 1ml 含 1mg 的样品溶液。

吸附剂：硅胶 H-CMC-Na 薄层板。

点样量：以上溶液各 4μl。

展开剂：石油醚（30～60℃）- 甲酸乙酯 - 甲酸（15∶5∶1）上层液展开 7cm。

显色剂：紫外线灯（365nm）下检视。

显色结果：供试品色谱中出现与对照品色谱相应位置上显 5 个相同橙黄颜色的斑点。氨蒸气熏后，斑点变为红色。

（二）川乌的鉴定

供试品溶液的制备：取粉末 2g，加氨试液 2ml 润湿，加乙醚 20ml，超声处理 30 分钟，滤过，低温回收溶剂至干，残渣加二氯甲烷 1ml 使溶解。

对照品溶液的制备：取乌头碱对照品、次乌头碱对照品、新乌头碱对照品适量，加异丙

醇 - 三氯甲烷（1∶1）混合溶液制成每 1ml 各含 1mg 的混合溶液。

吸附剂：硅胶 G 薄层板（120～140℃活化 1 小时）。

点样量：以上溶液各 5μl。

展开剂：正己烷 - 乙酸乙酯 - 甲醇（6.4∶3.6∶1）。

显色剂：氨蒸气饱和 20 分钟显色，喷以稀碘化铋钾试液。

显色结果：供试品色谱中，在与对照品色谱相应位置上，显相同颜色的斑点。

（三）苍术的鉴定

供试品溶液的制备：取苍术粉末 0.8g，加甲醇 10ml，超声处理 15 分钟，滤过，取滤液作为供试品溶液。

对照药材溶液的制备：另取苍术对照药材照上法制备。

吸附剂：硅胶 G 薄层板。

点样量：以上溶液各 6μl。

展开剂：石油醚（60～90℃）- 丙酮（9∶2）展开。

显色剂：10% 硫酸乙醇溶液喷雾，100℃烘烤 5 分钟显色。

显色结果：在供试品色谱中出现与对照药材色谱相同颜色的斑点（苍术酮显红色 - 棕紫色，苍术素显污绿色）。

（四）黄芪的鉴定

供试品溶液的制备：取黄芪粉末 3g，加甲醇 20ml，置水浴上加热回流 1 小时，滤过，滤液加于已处理好的中性氧化铝柱上，用 40% 甲醇 100ml 洗脱，收集洗脱液，置水浴上蒸干。残渣加水 30ml 使溶解，用水饱和的正丁醇提取 2 次，每次 20ml，合并正丁醇液，用水洗涤 2 次，正丁醇液置水浴上蒸干，残渣加甲醇 0.5ml 使溶解，作供试品溶液。

对照品溶液的制备：取黄芪甲苷对照品，加甲醇制成每 1ml 含 2mg 的溶液。

吸附剂：硅胶 G 薄层板。

点样量：以上溶液各 5μl。

展开剂：三氯甲烷 - 甲醇 - 水（13∶7∶2）下层溶液。

显色剂：喷以 10% 硫酸乙醇溶液，烘约 5 分钟。

显色结果：日光下供试品色谱中应与对照品色谱相应位置上显相同的棕褐色斑点；置紫外线灯（365nm）下检视，显相同的橙黄色荧光斑点。

（五）五味子的鉴定

供试品溶液的制备：取五味子粉末 1g，加三氯甲烷 20ml，加热回流 30 分钟，滤过，滤液蒸干，残渣加三氯甲烷 1ml 使溶解，作为供试品溶液。

对照品溶液的制备：取五味子甲素对照品，加三氯甲烷制成每 1ml 含 1mg 的溶液，作为对照品溶液。

吸附剂：硅胶 GF_{254} 薄层板。

点样量：取上述溶液 2μl。

展开剂：石油醚（30～60℃）- 甲酸乙酯 - 甲酸（15∶5∶1）的上层溶液展开。

显色剂：紫外线灯（254nm）下检视。

显色结果：供试品色谱在与对照品相应的位置上，显相同颜色的斑点。

【作业】

（1）记录生药薄层色谱层析结果，并绘薄层色谱图。

（2）记录供试品溶液与对照品溶液或对照药材溶液的 R_f 值。

【思考题】

（1）影响薄层色谱试验的结果有哪些因素？

（2）在薄层色谱试验中，你认为应该注意什么问题？

【注意】

（1）在进行薄层色谱鉴定中，展距在无特殊规定情况下一般为10cm。

（2）点样时不要损坏薄层板表面。

（3）展开时不要将样品斑点浸入展开剂中，影响薄层色谱结果。

实验6　藻、菌、蕨类及裸子植物生药

【目的要求】

（1）了解藻、菌、蕨类及裸子植物常用及重点生药的性状特征。

（2）掌握粉末制片方法。

（3）掌握麻黄、绵马贯众的组织鉴别特征及理化鉴别方法。

【仪器、试剂及材料】

（1）仪器：分析天平、紫外分光光度计、研钵、分液漏斗、试管、蒸发皿、容量瓶、锥形瓶、漏斗、白瓷板、滤纸、滴管。

（2）试剂：乙醇、稀盐酸、氨试液、三氯甲烷、氯化铜试液、二硫化碳试液、1% 香草醛乙醇溶液、浓盐酸、香草醛试液、碘化铋钾试液、碘化汞钾试液。

（3）材料

1）药材标本：海藻、昆布、冬虫夏草、灵芝、茯苓、猪苓、绵马贯众、骨碎补、银杏叶、松花粉、侧柏叶、麻黄。

2）制片及粉末：冬虫夏草子座头部、绵马贯众叶柄基部、麻黄草质茎横切面永久制片及粉末。

【实验内容】

（一）性状鉴别

以生药性状鉴别方法，仔细观察以下药材，注意：

（1）海藻

1）大叶海藻（海蒿子）：全体黑褐色，被白霜，主干圆柱形，具圆锥形突起，主枝自主干两侧生出，初生叶披针形或倒卵形，边缘有疏锯齿，具中肋，次生叶条形。气囊黑褐色，球形或卵形。水浸后，膨胀，肉质，黏滑。气腥，味咸。

2）小叶海藻（羊栖菜）：藻体肥厚，多汁，干后变黑，无刺状突起，叶呈纺锤形或条形，全缘，先端膨大，中空。气囊纺锤形或球形。生殖托圆形。质坚硬。

（2）昆布：卷曲皱缩成不规则团状。全体呈黑色，表面常附有白霜，质较薄。用水浸软则膨胀呈扁平的叶状，长宽为16～26cm，厚约1.6mm；两侧呈羽状深裂，裂片状长舌状，边缘有小齿或全缘。质柔滑，如软骨状。可剥离成2层。微有气腥，味咸。

（3）冬虫夏草：由虫体与子座相连而成。虫体似蚕，长3～5cm，直径0.3～0.8cm；表面深黄色至黄棕色，有环纹20～30条，近头部的环纹较细；头部红棕色，足8对，中部4对较明显；质脆，易折断，断面淡黄白色。子座细长圆柱形，长 4～8cm，直径约 0.3cm；表面深棕色至棕褐色，有细纵皱纹；质柔韧，断面类白色。气微腥，味微苦。

（4）灵芝：菌盖半圆形或肾形，皮壳坚硬，红褐色，有光泽，具环纹，菌盖下表面浅黄棕色。菌柄侧生。紫芝全体呈紫黑色，具明显同心环沟。

（5）茯苓：商品有个茯苓、茯苓皮和茯苓块。个茯苓类球形或不规则形，外皮棕褐色，粗糙，体重，断面颗粒性，外层淡棕色，内部白色。有的中间有松根，称"茯神"。其削下的外皮称茯苓皮。去皮后切成的块片，称茯苓片或茯苓块，白色。气微，味淡，嚼之粘牙。

（6）猪苓：呈不规则块状，表面棕黑色。皱缩或有瘤状突起。断面细腻，白色，体轻，质硬，能浮于水面，气微，味淡。

（7）绵马贯众：呈长倒卵形，略弯曲，上端钝圆或截形，下端较尖。表面黄棕色至黑褐色，密被排列整齐的叶柄残基及鳞片，并有弯曲的须根。叶柄残基呈扁圆形，长 3～5cm，直径 0.5～1.0cm；表面有纵棱线，质硬而脆，断面略平坦，棕色，有黄白色维管束 5～13 个。气特异，味初淡而微涩，后渐苦、辛。

（8）骨碎补：呈扭曲扁平长条状，多弯曲，有分枝。表面密被深棕色至暗棕色的小鳞片，柔软如毛，经火燎者呈棕褐色或暗褐色，两侧及上表面均具凸起或凹下的圆形叶痕。体轻，质脆，易折断，断面红棕色，维管束呈黄色点状，排列成环。气微，味淡，微涩。

（9）银杏叶：叶片多皱褶或破碎，完整者呈扇形，长 3～13cm，宽 5～15cm。黄绿色或浅棕黄色，上缘呈不规则的波状弯曲，有的中间凹入。具二叉状平行叶脉，细而密，光滑无毛，易纵向撕裂。叶基楔形，叶柄长 2～8cm。革质，体轻。气清香，味微涩。

（10）侧柏叶：多分枝，小枝扁平。叶细小鳞片状，交互对生，贴伏于枝上，深绿色或黄绿色。质脆，易折断。气清香，味苦涩、微辛。

（11）松花粉：本品为淡黄色的细粉。体轻，易飞扬，手捻有滑润感，浮于水面。气微，味淡。

（12）麻黄

1）草麻黄：呈细长圆柱形，少分枝；直径 1～2mm。有的带少量棕色木质茎。表面淡绿色至黄绿色，有细纵棱。节明显，节间长 2～6cm。节上有膜质鳞叶，长 3～4mm；裂片 2（稀 3），锐三角形，先端渐尖，反曲，基部联合成筒状，红棕色。体轻，质脆，易折断，断面略呈纤维性，周边绿黄色，髓部暗红棕色，近圆形。气微香，味涩、微苦。

2）中麻黄：多分枝，直径 1.5～3mm，有粗糙感。节间长 2～6cm，膜质鳞叶长 2～3mm；裂片 3（稀 2），先端锐尖。断面髓部略呈三角状圆形。

3）木贼麻黄：较多分枝，直径 1～1.5mm，无粗糙感。节间长 1.5～3cm。膜质鳞叶长 1～2mm；裂片 2（稀 3），上部为短三角形，灰白色，先端多不反曲，基部棕红色至棕黑色。断面类圆形。

（二）显微鉴别

1. 横切面　观察以下生药的横切面永久制片，注意：

（1）冬虫夏草子座头部横切面：①子囊壳近表面生，基部陷于子座内，椭圆形或卵圆形，直径 140～254μm，内有多数子囊。②子囊细长，顶部壁厚，中央有一狭线状孔口，子囊内有子囊孢子 2～4 个，孢子线形，有多数横隔。

（2）绵马贯众叶柄基部横切面：①表皮为 1 列外壁增厚的小形细胞，常脱落；②下皮为 10 列多角形厚壁细胞，棕色至褐色；③基本组织细胞排列疏松，细胞间隙中有单细胞的间隙腺毛,头部呈球形或梨形,内含棕色分泌物;④分体中柱,周韧型维管束 5～13 个,环列,每个维管束周围有 1 列扁小的内皮层细胞;⑤凯氏点明显,其外有 1～2 列中柱鞘薄壁细胞,薄壁细胞中含棕色物与淀粉粒。

(3)麻黄草质茎横切面

1)草麻黄:①表皮细胞外被厚的角质层;两棱脊线间有下陷气孔。②下皮纤维束位于棱脊线处,壁厚,非木化。③皮层较宽,纤维成束散在。中柱鞘纤维束新月形。维管束 8～10 个。④形成层环类圆形。木质部呈类三角状。⑤髓部薄壁细胞含棕色块状物;偶有环髓纤维。表皮细胞外壁、皮层薄壁细胞及纤维均有多数微小草酸钙砂晶或方晶。

2)中麻黄:①维管束 12～15 个。②形成层环类三角形。③环髓纤维较多,成束或单个散在。

3)木贼麻黄:①维管束 8～10 个。②形成层环类圆形。③无环髓纤维。

2.粉末鉴别　按粉末制片法制片,透化要完全,封片时从左至右沿液面轻放盖玻片,保持玻片干净整洁。观察:

草麻黄:粉末淡棕色。①表皮细胞类长方形,外壁布满草酸钙砂晶,有厚的角质层;②气孔特异,长圆形,保卫细胞侧面观似电话筒状,背面观似哑铃状;③皮层纤维细长,壁厚,有的木化,壁上布满砂晶,形成嵌晶纤维;④螺纹、具缘纹孔导管,导管分子端壁斜面相接,接触面具多数穿孔,形成特殊的麻黄式穿孔板;⑤可见红棕色色素块及少量的石细胞(图 2-6)。

(三)理化鉴别

1.麻黄

化学定性鉴别

1)粉末经微量升华后,镜检,升华物为针状或颗粒状结晶。

2)取本品粉末 0.2g,加水 5ml 与稀盐酸 1～2 滴,煮沸 2～3 分钟,滤过。滤液置分液漏斗中,加氨试液数滴使呈碱性,再加三氯甲烷 5ml,振摇提取,分取三氯甲烷液,置二支试管中,一管加氨制氯化铜试液与二硫化碳各 5 滴,振摇,静置,三氯甲烷层显深黄色;另一管为空白,以三氯甲烷 5 滴代替二硫化碳 5 滴,振摇后三氯甲烷层无色或显微黄色(麻黄碱的显色反应)。

2.绵马贯众

化学定性鉴别

1)取组织横切片:滴加 1% 香草醛的乙醇溶液及浓盐酸,镜检,细胞间隙腺毛显红色(检查酚类化合物)。

2)取粉末 1g 置烧杯中,加乙醇 20ml,振摇,过滤,取滤液滴加于滤纸上,加香草醛试液 1 滴,显红色(检查间苯三酚类化合物)。

【作业】

(1)写出药材冬虫夏草、绵马贯众、麻黄的性状特征。

(2)绘草麻黄组织简图及粉末图。

(3)记录理化鉴别结果。

【思考题】

(1)蕨类植物与裸子植物有何区别?

(2)草麻黄、木贼麻黄与中麻黄性状与显微有何异同点?

【注意】

（1）进行草麻黄粉末制片时，如遇液体不足而产生的空隙，补加试液时，应在空隙的相对边缘加入以防气泡产生。有些粉末装片时容易产生气泡，可先加少量乙醇，使其湿润，再加水合氯醛液装片，往往可以避免或减少气泡的形成。盖玻片后发现有多数气泡，可用解剖针将盖玻片轻轻抬起再慢慢放下，必要时可反复数次，以使气泡逸出。

（2）绘生药组织简图，要用规定统一的画线方式和符号表示组织界限及特征部分，线条要求均匀、清晰、圆滑，表示的各部位要求准确，在绘图前，先要求将绘图铅笔（HB型）削尖，所绘线条才能达到要求。

（3）绘生药粉末图，应选择有代表性的、最典型的粉末特征描绘，不可以看到什么就绘什么，一般也不要每一特征只绘一个，绘图时，要注意各粉末特征在图中的位置，合理布局，尽量使图排列整齐美观。

（4）图绘好后，应当附上简明扼要的标注。

【附图】

见图2-6。

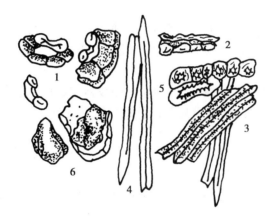

图2-6 草麻黄粉末显微特征图
1. 表皮细胞及气孔 2. 角质层 3. 嵌晶纤维
4. 中柱鞘纤维 5. 石细胞 6. 棕色块

实验7 双子叶植物生药（1）

【目的要求】

（1）了解马兜铃科、蓼科、苋科、桑科等常用生药的性状特征。

（2）掌握大黄、何首乌与细辛的显微特征。

（3）掌握大黄、何首乌的理化鉴别方法。

【仪器、试剂及材料】

（1）仪器：显微镜、临时装片用具、紫外线灯、蒸发皿、微量升华装置、回流装置、水浴锅、分液漏斗、滤纸、滴管。

（2）试剂：蒸馏水、水合氯醛试液、稀甘油、氢氧化钠、10%硫酸液、三氯甲烷、乙醚、氨液、乙醇、三氯化锑的三氯甲烷饱和溶液。

（3）材料

1）药材：细辛、大黄、何首乌、虎杖、马兜铃、桑白皮、牛膝和川牛膝。

2）组织切片及粉末：北细辛根横切片、大黄根茎横切片、何首乌块根横切片、牛膝根横切片永久制片；大黄及何首乌粉末。

【实验内容】

（一）性状鉴别

以生药性状鉴别方法，仔细观察下列药材，注意：

（1）细辛：根茎横生呈不规则圆柱形，具环形节，节间长 0.2～0.3cm。根细长，黄白色，气辛香，味辛辣、麻舌。

（2）大黄：呈类圆柱形、圆锥形或不规则块状，表面黄棕色或红棕色，可见斜方形网状纹理（由黄棕色射线与类白色薄壁组织交织而成）。质坚实，断面颗粒性，根茎髓部有多数星点（异常维管束）。气清香，味苦而微涩，嚼之粘牙，有沙粒感。

（3）何首乌：块根呈团块状或不规则纺锤形，表面红褐色或红棕色，凹凸不平，有不规则浅沟或皱纹，并有皮孔样突起。质坚实而重，横断面淡红棕色，粉性，皮部常有 4～11 个类圆形异型维管束环列，习称"云锦花纹"。气微，味微苦而甘涩。

（4）虎杖：呈圆柱形，直径 0.5～2.5cm。表面红棕色，切面皮部较薄，木部宽广，棕黄色，射线放射状，皮部和木部较易分离。根茎髓中有隔或呈空洞状。质坚硬。气微，味微苦、涩。

（5）牛膝：又称为怀牛膝。根呈圆柱形，上端较粗，表面土黄色或淡棕色。质硬脆，受潮变柔韧，易折断。断面角质样，可见黄白色点状维管束断续排成 2～4 轮同心环。气微，味微甜而稍苦涩。

（6）川牛膝：根呈圆柱形，表面黄棕色。质韧，不易折断，断面黄棕色，可见 4～11 轮维管束小点排列成环。气微，味甜。

（7）马兜铃：药材呈卵圆形，长 3～7cm，直径 2～4cm。表面黄绿色或棕褐色，有纵棱线 12 条，由棱线分出多数横向平行的细脉纹。基部有细长果梗，果皮轻而脆，易裂为 6 瓣，果梗也裂为 6 条。果皮内表面平滑而带光泽，有较密的横向脉纹，果实分 6 室，每室种子多数，平叠排列，种子扁平而薄，钝三角形或扇形，边缘有翅，淡棕色。气特异，味微苦。

（8）桑白皮：药材呈扭曲的卷筒状、槽状或板片状，厚 1～4mm。外表面白色或淡黄白色，较平坦，有的残留橙黄色或棕黄色鳞片状粗皮；内表面黄白色或灰黄色，有细纵纹。体轻、质韧，纤维性强，难折断，易纵向撕裂，撕裂时有粉尘飞扬。气微，味微甘。

（二）显微鉴别

1. 横切面　观察以下生药的横切面永久制片，注意组织构造特征。

（1）北细辛根横切面：①表皮细胞 1 列，部分残存。②皮层宽广，有众多油细胞散在，内含油滴，外皮层细胞 1 列，类长方形，木栓化并微木化。③内皮层明显，可见凯氏点。较粗的根中有时可见石细胞。④中柱鞘细胞 1～2 层。维管束次生组织不发达，外侧为韧皮部，形成层隐约可见，初生木质部二原型至四原型。薄壁细胞含淀粉粒。

（2）大黄根茎横切面：①木栓层及皮层大多已除去，偶有残留。②韧皮部射线 3～4 列细胞，内含棕色物。韧皮部中有黏液腔。③形成层环明显。④木质部导管稀疏，非木化。⑤髓部宽广，有异常维管束，其形成层成环状，外侧为木质部，内侧为韧皮部，射线呈星状射出，韧皮部中有黏液腔，内含红棕色物质。薄壁细胞含淀粉粒及大型草酸钙簇晶。

（3）何首乌块根横切面：①木栓层为数列细胞，充满红棕色物质。②在木栓层的内侧和韧皮部的外侧组织中有异常维管束，有单个的维管束和复合维管束，均为外韧型。③中央维管束形成层成环状，导管较少，有管胞及少数木纤维，中心为初生木质部。④薄壁细胞含有草酸钙簇晶及淀粉粒。

（4）牛膝根横切面：①木栓层为数列细胞。②栓内层较窄。③异常维管束断续排列成2～4轮；维管束外韧型，束间形成层除最外轮有的明显外，向内各轮均不明显；木质部有导管、木纤维和木薄壁细胞。④中央为正常维管束，初生木质部二原型。

2．粉末鉴别　按粉末制片方法进行，制以下粉末片，观察：

（1）大黄粉末：掌叶大黄粉末淡黄棕色。①草酸钙簇晶大而多，直径21～125μm，棱角大多短钝。②淀粉粒单粒呈圆球形或长圆形，复粒由2～5（2～7）分粒组成。③导管多为网纹，并有具缘纹孔及细小螺纹导管，直径11～140μm，非木化（图2-7）。

（2）何首乌粉末：棕色。①草酸钙簇晶较多，与较大的类方形结晶合生。②淀粉粒众多，多单粒，脐点星状、点状或三叉状。③木纤维细长，有斜纹孔或相交成人字形。④导管主为具缘纹孔，具缘纹孔细密（图2-8）。

（三）理化鉴别

1．大黄

（1）微量升华：取粉末适量，在微量升华装置上进行升华，镜检，可见黄色针晶或羽状结晶，结晶遇氢氧化钠试液或氨水，溶解并显红色（羟基蒽醌类反应）。

（2）化学定性鉴别

1）取本品粉末0.2g，加入10%硫酸10ml，回流15分钟，放冷，用分液漏斗分取三氯甲烷层，加氢氧化钠试液5ml，振摇，碱液层显红色（羟基蒽醌类反应）。

2）取粉末的稀乙醇浸出液，滴于滤纸上，再滴加稀乙醇扩散后呈黄色至淡棕色环，置紫外线灯下观察，呈棕色至棕红色荧光（蒽醌衍生物），不得显持久的亮蓝紫色荧光（土大黄苷等化合物显亮蓝紫色荧光）。

2．何首乌

化学定性鉴别

1）取粉末约0.1g置烧杯中，加氢氧化钠溶液（1→10）10ml，煮沸3分钟，冷后过滤。取滤液加盐酸使成酸性，再加等量乙醚，振摇，醚层应显黄色。分取醚层4ml，加氨试液2ml，振摇，氨液层显红色（检查蒽醌衍生物）。

2）取粉末约0.2g置烧杯中，加乙醇5ml，温浸3分钟，振摇，趁热滤过，放冷。取滤液2滴，置蒸发皿中蒸干，趁热加三氯化锑的三氯甲烷饱和溶液1滴，显紫红色。

【作业】

（1）写出生药大黄、何首乌、细辛的主要性状特征。

（2）绘大黄根茎横切面简图及粉末显微特征图。

（3）记录理化鉴别的结果。

【思考题】

（1）蓼科药材在性状、显微鉴别方面有何共性特征？

（2）微量升华的原理是什么？哪些药材能微量升华？

【附图】

见图2-7、图2-8。

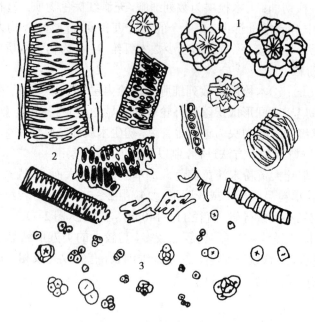

图 2-7　大黄（掌叶大黄）粉末显微特征图
1．草酸钙簇晶　2．网纹导管　3．淀粉粒

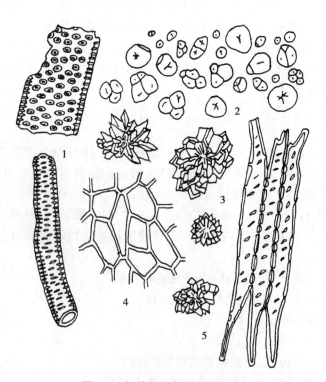

图 2-8　何首乌粉末显微特征图
1．导管　2．淀粉粒　3．草酸钙簇晶　4．木栓细胞　5．木纤维

实验 8　双子叶植物生药（2）

【目的要求】

（1）了解毛茛科、石竹科等其他常用生药的性状特征。

（2）掌握黄连、川乌、白芍的显微特征。

（3）掌握黄连、川乌、白芍的理化鉴别方法。

【仪器、试剂及材料】

（1）仪器：显微镜、临时装片用具、紫外线灯、蒸发皿、微量升华装置、水浴锅、滴管、试管、烧杯、研钵、移液管、蒸馏装置、分液漏斗。

（2）试剂：蒸馏水、甲醇、稀盐酸、含氯石灰、5% 没食子酸的乙醇溶液、30% 硝酸溶液、亚铁氰化钾、甲酸、香草醛、硫酸、三氯化铁、三氯甲烷、乙酸乙酯、乙醚、水合氯醛试液、稀甘油、5% 香草醛硫酸溶液。

（3）材料

1）药材：黄连、川乌、附子、白芍、牡丹皮、升麻、白头翁、威灵仙、银柴胡。

2）组织切片及粉末：味连根茎横切面、川乌根横切面永久制片及黄连、白芍粉末。

【实验内容】

（一）性状鉴别

以生药性状鉴别方法，仔细观察下列药材，注意：

（1）黄连：商品分为味连、雅连和云连。

1）味连：多分枝，集聚成簇，形如鸡爪，习称"鸡爪黄连"。表面黄棕色，有不规则结节状隆起及须根或须根痕，部分节间平滑，习称"过桥"，上部残留棕色鳞叶或叶柄残基。质坚硬，折断面不整齐，皮部暗棕色或橙红色，木部金黄色，有放射状纹理，中央髓部红棕色，有时中空。

2）雅连：多单枝，略呈圆柱形。"过桥"较长，顶端有少许残茎。

3）云连：多为单枝，较细小。表面棕黄色。有"过桥"，折断面较平坦，黄棕色。

（2）川乌：呈圆锥形，中部多向一侧膨大，顶端有残存的茎基，表面棕褐色，皱缩不平，有瘤状侧根及除去子根后的痕迹。质坚实，不易折断。断面灰白色，粉质，可见多角形的环纹（形成层）。气微，味辛辣而麻舌。有大毒。

（3）附子

1）盐附子：呈圆锥形，长 4～7cm，直径 3～5cm。表面灰黑色，被盐霜。顶端宽大，中央有凹陷的芽痕，周围有瘤状突起的支根或支根痕。质重而坚硬，难折断，受潮则变软。横切面灰褐色，可见充满盐霜的小空隙及多角形环纹（形成层），环纹内侧导管束小点排列不整齐。气微，味咸而麻，刺舌。

2）黑顺片：为不规则的纵切片，上宽下窄，长 1.7～5cm，宽 0.9～3cm，厚 2～5mm。外皮黑褐色，切面暗黄色，油润，具光泽，半透明状，并有纵向导管束脉纹。质硬而脆，断面角质样。气微，味淡。

3）白附片：形状、气味与黑顺片相同，但无外皮，全体黄白色，半透明，厚约 3mm。

（4）白芍：呈圆柱形，表面浅红棕色或类白色，光滑，有细根痕或残留棕褐色的外皮。质坚实，不易折断。断面类白色或微红色，角质样，形成层环明显，木部有放射状纹理。气微，味微苦而酸。

（5）牡丹皮：根皮筒状或半筒状，外表灰黄色或紫棕色，刮去栓皮的（粉丹皮）粉红色，内表面淡棕色，有多数细小光亮结晶（丹皮酚）。质硬脆，断面平坦，粉性，淡粉红色。气芳香，味微苦、涩。

（6）升麻（关升麻）：根茎为不规则圆柱形，多短分枝及结节。表面黑褐色，粗糙不平，有时皮部脱落露出网状木部组织，上侧有数个大型茎痕，髓朽蚀成空洞，射线成放射状裂隙，导管、木纤维束分离成片状，两侧及下侧有残留细根。质坚硬而轻，折断面纤维性，黄白色，气微，味微苦而涩。

（7）白头翁：呈类圆柱形或圆柱形，稍扭曲。表面黄棕色或棕褐色，皮部易脱落，露出白色的木部，有的有网状裂纹或裂隙，近根头处常有朽蚀的凹洞。根头部有白绒毛及鞘状叶柄残基。质硬而脆，断面皮部黄白色或淡黄棕色，木部淡黄色。气微，味微苦涩。

（8）威灵仙：根茎呈不规则块状，上端残留茎痕，两侧及下方着生多数细长的根；细而弯曲，表面棕褐色或棕黑色，有微细纵皱纹，有时皮部脱落露出淡黄色木部。质硬脆，断面木部类方形。气微，味微苦。

（9）银柴胡：根呈圆柱形或圆锥形，表面淡黄色或黄白色，有扭曲的纵皱纹及支根痕，具多数圆形凹陷小孔，习称"砂眼"，根头有密集的疣状突起的茎痕和芽苞，习称"珍珠盘"。质较松脆，断面有裂隙，皮部甚薄，木部有黄白相间的放射状纹理。气微，味甘。

（二）显微鉴别

1. 横切面　观察以下生药的横切面永久制片，注意组织构造特征。

（1）味连根茎横切面：①木栓层为数列细胞。②皮层较宽，有石细胞散在、单个或成群，黄色。③中柱鞘纤维束木化，或伴有石细胞。④维管束外韧型，断续环列，束间形成层不明显；木质部细胞均木化；射线宽窄不一。⑤髓部均为薄壁细胞，无石细胞（雅连与味连相似，但髓部有多数石细胞群。云连的皮层、中柱鞘及髓部均无石细胞）。

（2）川乌根横切面：为次生构造不发达根的类型。①后生皮层为黄色木栓化细胞。②皮层细胞中偶有石细胞，类长方形，胞腔较大；内皮层明显。③韧皮部宽广，散有筛管群。④形成层常呈多角形环。⑤木质部导管位于形成层内侧，多单列或略呈"V"字形排列。⑥髓部宽阔。薄壁细胞充满淀粉粒。皮层有时可见根迹维管束。

2. 粉末鉴别　按粉末制片方法进行，制以下粉末片，观察：

（1）味连：粉末棕黄色。①石细胞为类方形、类圆形、类长方形或近多角形，黄色，壁厚，壁孔明显。②中柱鞘纤维，黄色，纺锤形或梭形，长 136～185μm，直径 27～37μm，壁厚。③木纤维众多，鲜黄色，壁具裂隙状纹孔。④木薄壁细胞类长方形或不规则形，壁稍厚，有纹孔。⑤鳞叶表皮细胞绿黄色或黄棕色，略呈长方形，壁微波状弯曲，或作连珠状增厚。⑥导管主为孔纹导管（图 2-9）。

（2）白芍：粉末黄白色。①薄壁细胞呈类圆形或椭圆形，含糊化淀粉粒。②草酸钙簇晶较多，存在于薄壁细胞中，直径 11～35μm，有的一个细胞含 2 至数个簇晶，也有含晶细胞纵列成行。③木纤维长梭形，直径约 44μm，有的胞腔内含有草酸钙簇晶。④导管为具缘纹孔或网纹，直径 20～65μm（图 2-10）。

（三）理化鉴别

1. 黄连

（1）化学定性鉴别：取黄连细粉约 1g 置烧杯中，加甲醇 10ml，置水浴上加热至沸腾，放冷,滤过。取滤液 5 滴,加稀盐酸 1ml 与含氯石灰少量,即显樱红色;另取上清液 1ml,加 5%没食子酸的乙醇溶液 2～3 滴,蒸干,趁热加硫酸数滴,即显深绿色(检查小檗碱成分)。

(2)显微化学

1)取粉末或薄切片,加稀盐酸或 30%硝酸 1 滴,放置片刻,镜检,有黄色针状或针簇状结晶析出(检查小檗碱成分)。

2)黄连根茎折断面在紫外线灯下观察,显金黄色荧光,木质部尤为显著。

2. 川乌

化学定性鉴别

1)取川乌粉末,加亚铁氰化钾颗粒少许,再加甲酸 1 滴,产生绿色(检查生物碱类成分)。

2)川乌的乙醇浸出液,加香草醛和 1mol/L 硫酸溶液少量,在沸水浴上加热 20 分钟,显红紫色(检查酚类成分)。

3. 白芍

化学定性鉴别:取粉末 2g,加稀硫酸 10ml,加热蒸馏,取馏液 2ml,以乙醚 2ml 萃取,分取醚层,置试管中,水浴蒸除乙醚,继续缓缓加热,试管壁上有结晶性的升华物(检查苯甲酸成分)。

本品横切面加三氯化铁试液显蓝色,以形成层及木薄壁细胞部分较显著(检查鞣质成分)。

【作业】

(1)写出生药黄连、川乌、白芍的主要性状特征。

(2)绘黄连根茎横切面及黄连、白芍粉末显微特征图。

(3)记录生药理化反应的步骤与结果。

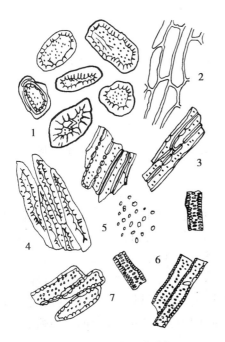

图2-9 黄连粉末显微特征图

1.石细胞 2.鳞叶表皮细胞 3.木纤维 4.韧皮纤维 5.淀粉粒 6.导管 7.木薄壁细胞

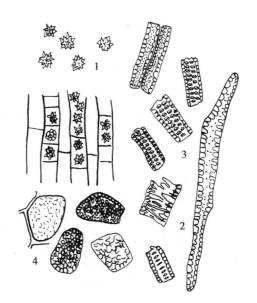

图2-10 白芍粉末显微特征图

1.草酸钙簇晶 2.木纤维 3.导管 4.含糊化淀粉粒的薄壁细胞

【思考题】

（1）如何从性状与组织上鉴别"味连""雅连"和"云连"？

（2）如何从来源与性状上区别川乌、草乌、附子？

【附图】

见图 2-9、图 2-10。

实验9　双子叶植物生药（3）

【目的要求】

（1）了解淫羊藿的理化鉴别方法。

（2）熟悉小檗科、防己科生药的性状特征。

（3）掌握淫羊藿、防己的显微特征。

【仪器、试剂及材料】

（1）仪器：显微镜、临时装片用具、滴管、试管、烧杯、移液管、漏斗。

（2）试剂：蒸馏水、水合氯醛试液、稀甘油、乙醇、盐酸、镁粉。

（3）材料

1）药材：淫羊藿、巫山淫羊藿、三颗针、防己、北豆根。

2）组织切片及粉末：心叶淫羊藿叶表面片、防己根横切面永久制片及其粉末。

【实验内容】

（一）性状鉴别

以生药性状鉴别方法，仔细观察下列药材，注意：

（1）淫羊藿

1）心叶淫羊藿：茎细长圆柱形，有纵条纹，黄绿色，基部棕黄色，具光泽。茎生叶对生，先端微尖，边缘具黄色刺毛状锯齿，中央小叶基部心形，上表面黄绿色，下表面灰绿色，有稀疏毛茸，叶脉基部较长。叶片近革质。气微，味微苦。

2）朝鲜淫羊藿：小叶较大，长 4～10cm，宽 3.5～7cm，先端长尖，基部深心形，两侧小叶基部明显不对称，下表面疏生棕黄色柔毛，中脉上部较密；叶片薄革质。

3）箭叶淫羊藿：小叶长卵形，先端渐尖，两侧小叶基部明显偏斜，外侧呈箭形，下表面有粗短白色伏毛；叶片革质。

4）柔毛淫羊藿：叶下表面及叶柄密被绒毛状柔毛。

（2）巫山淫羊藿：为二回三出复叶，小叶片披针形至狭披针形，长 9～23cm，宽 1.8～4.5cm，先端渐尖或长渐尖，边缘具刺齿，侧生小叶基部的裂片偏斜，内边裂片小，圆形，外边裂片大，三角形，渐尖。下表面被绵毛或秃净。近革质。气微，味微苦。

（3）防己：根呈不规则圆柱形，或剖切成半圆柱形或块状，常弯曲，弯曲处有深陷的横沟而呈结节状。表面淡灰黄色，可见残存的灰褐色栓皮，有细皱纹具明显横向的皮孔样突起，有时皮部脱落后，露出弯曲的导管束条纹，纵剖面黄白色。质坚实，断面平坦细腻，灰白色，粉性，导管束作放射状排列。气微，味苦。

（4）北豆根：根茎细长圆柱形，常弯曲或分枝，表面黄棕色或暗棕色，外皮常呈层状或片状脱落，多弯曲细根；质韧，折断面纤维性；气微，味苦。

(5)三颗针：呈类圆柱形，稍弯曲，有少数分支。长短粗细不一。表面灰棕色，有细皱纹，栓皮易剥落。质坚硬，不易折断；折断面纤维性，鲜黄色，切断面近圆形或长圆形，有略呈放射状的纹理。髓小，黄白色。气微，味苦。

（二）显微鉴别

1.观察以下生药的制片，注意组织构造特征。

(1)心叶淫羊藿叶表面片：①上、下表皮细胞垂周壁深波状弯曲，下表皮有气孔和非腺毛，气孔不定式。②非腺毛基部数个细胞短，向上渐长，上端有时呈钩状或波状弯曲，先端钝圆，细胞内含棕色物。③草酸钙柱晶多存在于主脉中的异型细胞中。④叶片基部薄壁细胞中含簇晶，直径13～38μm，也可见方晶及砂晶。

(2)防己根横切面：①木栓细胞黄棕色。②石细胞呈类方形或多角形，壁稍厚，胞腔明显，常切向排列。③韧皮部较宽，筛管群束状，形成层成环。④导管排列成放射状，伴有木纤维，射线宽。⑤薄壁细胞中充满淀粉粒，并含有草酸钙方晶及柱晶。

2.粉末鉴别 按粉末制片方法进行，制以下粉末片，观察：

(1)心叶淫羊藿：粉末灰绿色或棕绿色。①上、下表皮细胞垂周壁深波状弯曲，气孔非腺毛仅存在于下表皮。气孔长圆形，副卫细胞3～5个。②非腺毛由3～6个细胞组成（主脉基部偶见多达14个细胞），长可达1000μm，直径15～20μm，基部2～4个细胞，平直或弯曲，细胞内多含黄棕色物质。③草酸钙柱晶或方晶多存在于异型细胞中。④可见草酸钙簇晶。⑤木纤维长达450μm，壁厚，木化。⑥可见环纹、螺纹、具缘纹孔导管（图2-11）。

(2)防己：粉末灰白色。①淀粉粒众多，单粒呈球形、盔帽形或多角形。直径3～40μm，脐点点状、裂缝状、"人"字状或星状，层纹不明显。复粒多由2～4分粒组成。②草酸钙柱晶众多，长3～10μm，方晶长7～10μm。③石细胞较多，呈椭圆形，类方形或不规则形，壁稍厚，胞腔大，孔沟明显；另有壁厚者；长50～190μm，直径28～90μm。④木纤维壁稍薄，木化，长可达1300μm。⑤木栓细胞棕黄色，多角形。⑥导管为具缘纹孔与网纹导管（图2-12）。

（三）理化鉴别

淫羊藿

化学定性鉴别：取粉末1g置烧杯中，加乙醇10ml，振摇5分钟，滤过，取乙醇滤液置试管中，加盐酸-镁粉显红色（检查黄酮类成分）。

【作业】

(1)写出生药淫羊藿、防己的主要性状特征。

(2)绘生药淫羊藿叶及防己粉末图。

(3)记录理化鉴别结果。

【思考题】

(1)淫羊藿的异型细胞有何特点？

(2)防己类药材来源有哪些品种？含何类成分？

【附图】

见图2-11、图2-12。

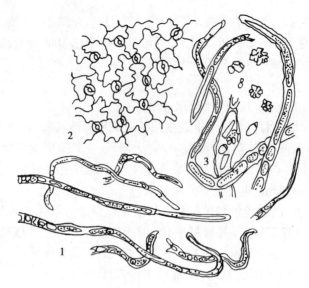

图2-11　心叶淫羊藿粉末显微特征图
1. 非腺毛　2. 气孔　3. 异型细胞

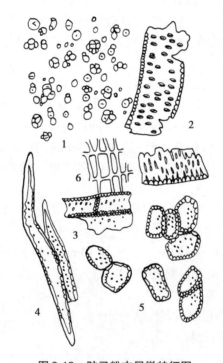

图2-12　防己粉末显微特征图
1. 淀粉粒　2. 导管　3. 木薄壁细胞　4. 纤维　5. 石细胞　6. 木栓细胞

实验10　双子叶植物生药(4)

【目的要求】

(1)了解肉桂的理化鉴别方法。

（2）熟悉木兰科、樟科生药的性状特征。

（3）掌握厚朴、五味子与肉桂的显微特征。

【仪器、试剂及材料】

（1）仪器：显微镜、临时装片用具、滴管、试管、烧杯、移液管、漏斗、回收装置。

（2）试剂：水合氯醛试液、稀甘油、氢氧化钠、三氯甲烷、10%盐酸苯肼溶液。

（3）材料

1）药材：厚朴、辛夷、五味子、肉桂、桂枝、乌药。

2）组织切片及粉末：厚朴、五味子果实、肉桂横切面永久制片及其粉末。

【实验内容】

（一）性状鉴别

以生药性状鉴别方法，仔细观察下列药材，注意：

（1）厚朴

1）干皮：呈卷筒状或双卷筒状，习称"筒朴"；近根部干皮一端展开如喇叭口，习称"靴筒朴"。外表面灰棕色或灰褐色，栓皮有时呈鳞片状易剥落，有明显的椭圆形皮孔和纵皱纹。表面较平坦，显黄棕色。内表面较平滑，紫棕色或深紫褐色，具细密纵纹，划之显油痕。质坚硬，不易折断。断面外部灰棕色，颗粒性；内部紫褐色或棕色，富油性，有时可见多数发亮的细小结晶（厚朴酚结晶）。气香、味苦带辛辣感。

2）根皮（根朴）：呈单筒状或不规则块片，有的弯曲似"鸡肠"，习称"鸡肠朴"。表面灰棕色，有横纹及纵皱纹，劈破处呈纤维状。质硬，易折断。嚼之残渣较多。余同干皮。

3）枝皮（枝朴）：皮薄呈单筒状，表面灰棕色，具皱纹。质脆，易折断，断面纤维性。嚼后残渣亦较多。

（2）辛夷：花蕾呈倒圆锥形，似毛笔头。苞片2～3层，苞片外表面密被灰白色至黄绿色茸毛，内表面紫棕色，无毛。质脆易碎。有特殊香气，味辛、凉、稍苦。

（3）五味子：商品分为北五味子和南五味子

1）北五味子：呈不规则的圆球形或扁球形。外皮紫红色或暗红色，皱缩，显油性，有的表面呈黑红色或出现"白霜"。果肉柔软。种子1～2粒，呈肾形，表面棕黄色，有光泽，种皮硬而脆，较易破碎，种仁呈钩状，黄白色，半透明，富有油性。果肉气弱，味酸，种子破碎后，有香气，味辛、微苦。

2）南五味子：较小，不规则形。表面暗红色或棕褐色，果皮肉质较薄，无光泽，内含种子1～2粒。种子较北五味子稍小，表面黄棕色呈颗粒状。

（4）肉桂：呈浅槽状、卷筒状或板片状，厚2～8mm。外表面灰棕色，有不规则的细皱纹及横向突起的皮孔，有的可见灰白色的地衣斑。内表面红棕色，较平滑，有细纵纹，用指甲刻划可见油痕。质硬而脆，易折断，断面不平坦，外侧呈棕色而显颗粒性，内侧红棕色而油润，中间有一条黄棕色的线纹。有浓烈的特殊香气，味甜、辛辣。

（5）乌药：块根呈纺锤形或圆柱形，略弯曲，有的中部收缩呈连珠状，表面黄棕色或黄褐色，有细纵皱纹及侧根痕，皮部易脱落而露出纤维状导管束。本品常横切成圆形薄片，皮部甚薄，常已除去，木部黄白色或淡黄棕色，中心色深，木射线明显。

（6）桂枝：呈长圆柱形，多分枝，直径0.3～1cm，表面棕色至红棕色，粗枝略显灰棕色，有纵条纹及微突起的叶痕、牙痕或有细枝残迹，皮孔点状椭圆形。质硬而脆，易折断不平坦。皮部红棕色，木部黄白色。髓部略呈方形。有特殊香气，味甜、微辛。

（二）显微鉴别

1．横切面　观察以下生药的横切面永久制片，注意组织构造特征。

（1）厚朴干皮横切面：①木栓层细胞数列，有时可见落皮层。②皮层较宽厚，散有多数石细胞群，石细胞多呈分枝状，纤维少见；靠内层有多数切向延长的椭圆形油细胞散在，壁稍厚。③韧皮部占极大部分，射线宽1～2（～3）列细胞，向外渐变宽，油细胞颇多。④薄壁细胞中含有细小草酸钙方晶，并含淀粉粒，淀粉粒多已糊化。

（2）北五味子果实横切面：①外果皮壁稍厚，外被角质层，间有油细胞。②中果皮有十余层薄壁细胞，细胞切向延长，内含淀粉粒，散有小形外韧维管束十余个。③内果皮细胞小。④种皮最外层为1列径向延长的石细胞，呈栅栏状，壁厚，密具细小孔沟，其下3～4层是细胞类圆形、孔沟较大而疏，形状不规则，壁较薄。石细胞下层为数层薄壁细胞，种脊部位有维管束；油细胞层由1层长方形油细胞组成，含棕黄色挥发油；再下为3～5层小形细胞；种皮内层细胞壁稍厚。⑤胚乳细胞含脂肪油滴及糊粉粒。

（3）肉桂横切面：①木栓细胞数列，最内一层木栓细胞的外壁增厚，木化。②皮层宽厚，散有石细胞、油细胞及黏液细胞。③中柱鞘部位有石细胞群，排列成近于连续的环层，外侧有纤维束存在，石细胞的外壁较薄。④韧皮部较宽，射线细胞宽1～2列，细胞内常散在多数细小针晶；厚壁纤维常单个稀疏散在或2～3个成群；油细胞随处可见；黏液细胞亦较多。薄壁细胞中含有淀粉粒。

2．粉末鉴别　按粉末制片方法进行，制以下粉末片，观察：

（1）厚朴：粉末棕黄色。①石细胞众多。呈椭圆形、类方形、卵圆形，或呈不规则分枝状，直径11～58μm，有时可见层纹，木化。②纤维直径15～32μm，壁甚厚，平直，孔沟不明显，木化。③油细胞呈圆形或椭圆形，直径50～85μm，含黄棕色油状物，细胞壁木质化。④木栓细胞呈多角形，壁薄微弯曲。⑤筛管分子复筛域较大，筛孔明显（图2-13）。

（2）北五味子：粉末暗紫色。①种皮外层石细胞呈多角形或长角形，直径18～32μm，壁厚，纹孔极细密。②种皮内层石细胞呈多角形、类圆形或不规则形，纹孔较大而密。③果皮外表皮细胞类多角形，垂周壁连珠状增厚，角质线纹明显，油细胞类圆形，内含挥发油滴，散在于表皮中。④内胚乳细胞内含糊粉粒、脂肪油等（图2-14）。

（3）肉桂：粉末红棕色。①纤维多单个散在，少数2～3个并列，长梭形，平直或波状弯曲，壁极厚，孔沟不明显。②石细胞类圆形、类方形或多角形，直径32～88μm，细胞壁常三面增厚，一面菲薄。③油细胞类圆形或长圆形，含淡黄色油滴。④草酸钙针晶较细小，成束或零星散在，主要在射线细胞中多。⑤木栓细胞多角形，含红棕色物质，细胞壁木化。⑥淀粉粒极多，圆球形或多角形（图2-15）。

（三）理化鉴别

肉桂

化学定性鉴别：取粉末少许置试管中，加三氯甲烷振摇后，吸取三氯甲烷液2滴于载玻片上，待干，再滴加10%的盐酸苯肼液1滴，加盖玻片镜检，可见桂皮醛苯腙的杆状结晶。

【作业】

（1）写出生药厚朴、五味子与肉桂的主要性状特征。

（2）绘厚朴、五味子与肉桂粉末显微特征图。

（3）记录理化反应的步骤与结果。

【思考题】

（1）厚朴因取皮的部位不同,商品规格有哪几种?

（2）五味子的显微组织构造有何特点?

（3）肉桂与桂皮有何区别?

（4）如何评价肉桂的品质?

【附图】

见图2-13、图2-14、图2-15。

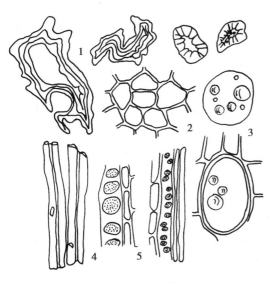

图2-13　厚朴粉末显微特征图

1.石细胞　2.木栓细胞　3.油细胞　4.纤维及草酸钙方晶　5.筛管

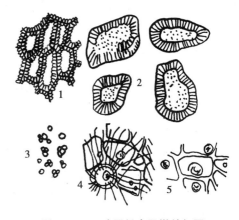

图2-14　五味子粉末显微特征图

1.种皮外层石细胞　2.种皮内层石细胞
3.淀粉粒　4.果皮表皮细胞及角质层
5.内胚乳细胞

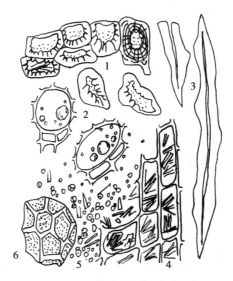

图2-15　肉桂粉末显微特征图

1.石细胞　2.油细胞　3.纤维　4.草酸钙针晶
5.淀粉粒和小方晶　6.木栓细胞

实验 11　双子叶植物生药（5）

【目的要求】

（1）了解苦杏仁的理化鉴别方法。

（2）熟悉罂粟科、十字花科、蔷薇科、景天科等常用生药的性状特征。

（3）掌握延胡索、苦杏仁的显微特征。

【仪器、试剂及材料】

（1）仪器：显微镜、临时装片用具、具塞试管、具塞三角瓶、滴管、试管、烧杯、移液管、滤纸。

（2）试剂：蒸馏水、水合氯醛试液、稀甘油、5%硫酸溶液、三硝基苯酚钠溶液。

（3）材料

1）药材：延胡索、板蓝根、大青叶、红景天、杜仲、山楂、苦杏仁、金樱子、木瓜、枇杷叶、乌梅。

2）组织切片及粉末：苦杏仁横切面永久制片及其粉末，延胡索粉末。

【实验内容】

（一）性状鉴别

以生药性状鉴别方法，仔细观察下列药材，注意：

（1）延胡索：呈不规则扁球形，直径 0.3～2cm。表面黄色或黄褐色，有不规则网状皱纹，顶端略凹陷，有茎痕，基部稍凹陷呈脐状；或呈圆锥状突起。质坚而脆，断面黄色，角质样。气微，味苦。

（2）板蓝根：呈圆柱形，表面灰黄色或淡棕黄色，有明显的横长皮孔样突起，并有支根痕；根头稍膨大，顶端有盘状凹陷的茎基痕，四周有呈轮状排列的叶柄残基和密集的疣状突起。质坚实，断面皮部黄白色，形成层环深棕色，木部黄色，粉性。气微，味微甜、后苦涩。

（3）杜仲：树皮呈扁平板状，少数为卷片，厚 1～7mm。外表面淡灰棕色，有不规则纵槽及裂纹，并有斜方形皮孔，刮去部分栓皮者表面较平坦；内表面紫褐色，光滑。质脆，折断面有绵密具弹性的银白色橡胶丝相连；气微，味稍苦，嚼之有胶状残留物。

（4）山楂：果实呈类球形。表面深红色，有光泽，表面有细小白色斑点，顶端有凹窝，边缘有宿萼，基部有细果柄或柄痕；果核 5 枚，弓形。果肉深黄色至淡棕色，中部横切片淡黄色果核 5 粒，但多脱落。气清香，味酸，微甜。

（5）苦杏仁：种子呈扁心形。表面黄棕色至红棕色，珠孔位于尖端；近尖端边缘有短线形种脐，一端钝圆，较肥厚，有椭圆形合点，种脐与合点间有线形种脊，自合点散出数条深棕色脉纹；种皮与胚乳薄，子叶 2 枚，肥厚，富油质。味苦，气微。

（6）金樱子：表面红黄色或红棕色，有突起的棕色小点，系毛刺脱落后的残基。顶端有盘状花萼残基，中央有黄色柱基，下部渐尖。花托壁厚 1～2mm，内有多数坚硬小瘦果，上有淡黄色绒毛。质硬。无臭，味甘、微涩。

（7）大青叶：多皱缩或卷曲成团，多破碎。完整叶片呈长椭圆形或长圆状倒披针形。灰绿色或棕绿色；先端钝，全缘或微波状，基部渐狭窄，下延至叶柄呈翼状。纸质，质脆易碎。气微弱，味微酸、苦、涩。

（8）红景天：根茎呈圆柱形，粗短，略弯曲，少数有分枝，长 5～20cm，直径 2.9～4.5cm。

表面棕色或褐色,粗糙有褶皱,剥开外表皮有一层膜质黄色表皮且具粉红色花纹;宿存部分老花茎,花茎基部被三角形或卵形膜质鳞片;节间不规则,断面粉红色至紫红色,有一环纹,质轻,疏松。主根呈圆柱形,长约 20cm,上部直径约 1.5cm,侧根长 10～30cm;断面橙红色或紫红色,有时具裂隙。气芳香,味微苦涩、后甜。

(9)木瓜:果实卵圆形或长圆形,多纵剖为两瓣,长 4～9cm,宽 2～5cm。外表面棕红色或紫红色,因干缩而有多数不规则的深褶和皱纹,剖面边缘向内卷曲,果肉红棕色细腻,中心有凹陷的子房室,种子大多已脱落。种子红棕色,三角形略扁平。气微,味酸。

(10)枇杷叶:叶片长椭圆形,长 12～30cm,宽 4～9cm。叶端渐尖,基部楔形,上部有锯齿,基部全缘。羽状网脉,中脉在下表面极为突出。叶上表面平滑或稍皱缩,有光泽,棕绿色或灰绿色;下表面密被锈色绒毛。叶柄短或近无柄。叶革质。气微,味微苦。

(11)乌梅:核果类球形或扁球形,直径 2～3cm,表面棕黑色至乌黑色,极皱缩,于扩大镜下可见毛茸,基部有圆形果梗痕。果肉柔软或略硬,果核坚硬,椭圆形,棕黄色,表面有凹点,内含卵圆形、淡黄色种子 1 粒。具焦酸气,味极酸而涩。

(二)显微鉴别

1. 横切面 观察以下生药的横切面永久制片,注意组织构造特征。

苦杏仁种子横切面:①种子表皮细胞 1 层,间有近圆形橙黄色石细胞。②表皮下为多层薄壁细胞,有小型维管束。③外胚乳为 1 层颓废细胞;内胚乳细胞含糊粉粒及脂肪油,子叶薄壁细胞含糊粉粒及脂肪油。

2. 粉末鉴别 制以下粉末透化片,观察:

(1)延胡索:粉末绿黄色。①薄壁细胞中充满糊化的淀粉团块。②皮层厚壁细胞长条形,壁木化、稍厚,具细密纹孔。③石细胞类多角形、长圆形或长多角形,长 88～160μm(图 2-16)。

(2)苦杏仁:粉末黄白色。①种皮石细胞单个散在或数个成群,淡黄色或黄棕色,侧面观大多呈贝壳形、卵圆形或类圆形,底部较宽,18～60μm,壁厚 3～5μm,层纹无或少见,孔沟甚密,上部壁厚 5～10μm,层纹明显,孔沟少。②种皮外表皮薄壁细胞黄棕色或棕色,多皱缩,细胞界限不清,常与石细胞相连。③子叶细胞含糊粉粒及油滴;较大的糊粉粒中有细小草酸钙簇晶,直径 2～6μm。④内胚乳细胞多角形,内含油滴(图 2-17)。

(三)理化鉴别

苦杏仁

化学定性鉴别:取粉末 0.5g,置带塞试管中,加 5% 硫酸溶液 3ml,充分混合,试管口放一张三硝基苯酚钠溶液湿润的滤纸条,塞紧,将试管置 40～50℃ 水浴中加热 10 分钟,滤纸条由黄色变砖红色(检查氰苷类)。

【作业】

(1)写出延胡索、板蓝根、苦杏仁的性状特征。

(2)绘延胡索、苦杏仁粉末显微特征图。

(3)记录理化鉴别反应结果。

【思考题】

(1)延胡索的有效成分是什么?其主要作用是什么?

(2)苦杏仁的止咳有效成分是什么?阐明该成分的水解过程。

(3)如何从性状上区分苦杏仁与桃仁?

【附图】

见图 2-16、图 2-17。

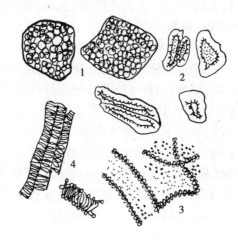

图 2-16　延胡索粉末显微特征图

1.含糊化淀粉粒的薄壁细胞　2.石细胞　3.皮层厚壁细胞　4.导管

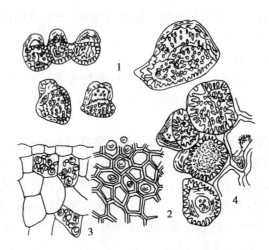

图 2-17　苦杏仁（山杏）粉末显微特征图

1.石细胞　2.内胚乳细胞　3.子叶细胞　4.种皮外表皮细胞及石细胞表面观

实验 12　双子叶植物生药（6）

【目的要求】

（1）了解黄芪、甘草的理化鉴别方法。

（2）熟悉豆科生药的性状特征。

（3）掌握黄芪、甘草的显微特征。

【仪器、试剂及材料】

（1）仪器：显微镜、临时装片用具、蒸发皿、水浴锅、滴管、试管、烧杯、研钵、移液管、白瓷板。

（2）试剂：蒸馏水、水合氯醛试液、稀甘油、甲醇、乙醇、醋酸酐、冰醋酸、硫酸、5% α-萘酚乙醇溶液、0.2% 茚三酮溶液。

（3）材料

1）药材：黄芪、甘草、葛根、粉葛、苦参、山豆根、番泻叶、补骨脂、决明子。

2）组织切片及粉末：黄芪根横切面、甘草根横切面永久制片及黄芪、甘草粉末。

【实验内容】

（一）性状鉴别

以生药性状鉴别方法，仔细观察下列药材，注意：

（1）黄芪：呈圆柱形，上粗下细，长 30～90cm，直径 1～3.5cm。表面淡棕色或淡棕褐色。质硬略韧，断面纤维状，皮部黄白色，木部淡黄色，有菊花心，显放射状纹理及裂隙。气微，味微甜。嚼之微有豆腥味。

（2）甘草

1）甘草：长圆柱形，表面红棕色或灰棕色，有明显的皱纹、沟纹及横长的皮孔样突起，外皮松紧不等，两端切面中央稍下陷。质坚实而重，断面纤维性，黄白色，有粉性，具明显的形成层环纹及放射状纹理，有裂隙。气微，味甜。

2）胀果甘草：根及根茎外皮粗糙，多灰棕色或灰褐色。断面淡黄色或黄色，纤维性，粉性少。味甜或带苦。

3）光果甘草：表面灰棕色。断面纤维性，裂隙较少。质较坚实，气微，味甜。

（3）葛根：表面黄白色或淡棕色，有时可见残存淡棕色外皮。切面粗糙，纤维性强；横切面可见由纤维及导管所形成的同心性环层。质轻而松。气微，味淡。

（4）粉葛：表面黄白色或淡棕色。横切面可见由纤维形成的浅棕色同心性环纹，纵切面可见由纤维形成的数条纵纹。纤维性较弱，质坚硬而重，富粉性，气微，味微甜。

（5）苦参：根呈圆柱形，下部常有分枝，直径 1～2.5cm。表面黄棕色或灰棕色，有明显纵皱纹及横长皮孔，栓皮薄，多破裂向外卷曲，易剥落而现黄色光滑的内层栓皮。质坚韧，难折断，折断面纤维性，黄白色。气微，味极苦。

（6）山豆根：根茎呈不规则块状，横向延长，具结节，顶端常残留茎基或茎痕，其下着生根数条。根呈长圆柱形，有分枝，直径 0.3～0.7cm。表面棕色至黑棕色，有纵皱纹及横长皮孔。质坚硬，难折断，断面略平坦，浅棕色。微有豆腥气，味极苦。

（7）番泻叶

1）狭叶番泻：小叶片长卵形、卵形或披针形，长 1.5～5cm，宽 0.4～2cm，叶端渐尖，叶基不对称，全缘；上下表面稍浅，均无毛或近无毛，下表面叶脉突出，有叶脉、叶片压叠线纹。叶革质。气微弱而特异，味微苦。

2）尖叶番泻：叶片披针形或长卵形，叶端短尖或微凸，叶基部不对称，两面均有细短毛茸。质地较薄、脆，无特殊气味，尝之微涩而稍带苦，用开水浸泡为茶色。

（8）补骨脂：果实扁圆状肾形，一端略尖。表面黑棕色或棕褐色，具微细网纹。质较硬脆，剖开后可见果皮与外种皮紧密贴生，除去果皮后，可见种脐小点状，位于种子凹侧的上端略下处，合点位于另一端，种脊不明显。外种皮质较硬，内种皮膜质，灰白色，无胚乳，子叶两枚，肥厚，淡黄色至淡黄棕色，胚根小。宿萼基部连合，上端 5 裂，灰黄色，具毛茸，并密布褐色腺点。气香，味辛、微苦。

（9）决明子：种子略呈菱方形或短圆柱形，两端平行倾斜，长 3～7mm，宽 2～4mm。表面绿棕色或暗棕色，平滑有光泽。一端较平坦，另端斜尖，背腹面各有1条突起的棱线，棱线两侧各有1条斜向对称而色较浅的线形凹纹。质坚硬，不易破碎。种皮薄，子叶2，黄色，呈"S"形折曲并重叠。气微，味微苦。

（二）显微鉴别

1. 横切面　观察以下生药的横切面永久制片，注意组织构造特征。

（1）黄芪根横切面：①木栓层细胞数列，栓内层为厚角细胞，切向延长。②韧皮部有纤维束，与筛管群交替排列；近栓内层处有时可见石细胞及管状木栓组织；韧皮射线外侧弯曲，有裂隙。③形成层成环。④木质部导管单个或2～3个相聚，有木纤维束，木射线明显。⑤薄壁细胞内含淀粉粒。

（2）甘草根横切面：①木栓层为数列红棕色细胞（粉甘草外皮已除去）。②韧皮部及木质部中均有纤维束，其周围薄壁细胞中常含草酸钙方晶，形成晶鞘纤维。③束间形成层不明显。④导管常单个或2～3个成群。⑤射线明显，韧皮部射线常弯曲，有裂隙。

2. 粉末鉴别　制以下粉末透化片，观察：

（1）黄芪：粉末黄白色。①纤维细长，壁厚，初生壁常与次生壁分离，两端常断裂成须状，或较平截。②具缘纹孔导管无色或橙黄色，排列紧密。③石细胞较少，长方形、类圆形或不规则状，壁甚厚，少数较薄。④木栓细胞多角形，棕色。⑤淀粉粒多为单粒，偶见2～4分粒组成的复粒（图2-18）。

（2）甘草：粉末棕黄色。①纤维成束，直径8～14μm，壁厚；晶鞘纤维易察见，草酸钙方晶约30μm。②具缘纹孔导管较大，直径至160μm，稀有网纹导管。③淀粉粒多为单粒，卵圆形或椭圆形，长3～20μm，脐点点状。④木栓细胞多角形、红棕色。⑤棕色块状物众多，形状不一，多为块状（图2-19）。

（三）理化鉴别

1. 黄芪

化学定性鉴别

1）取本品粉末3g置烧杯中，加水30ml，浸渍过夜，滤过，取滤液，加0.2%茚三酮溶液2滴，在沸水中加热5分钟，冷后呈紫红色（检查氨基酸、多肽）。

2）取上项水溶液1ml，于60℃水浴中加热10分钟，加5% α-萘酚乙醇溶液5滴，摇匀，沿管壁缓缓加入浓硫酸0.5ml，在试液与硫酸交界处出现紫红色环（检查糖、多糖）。

3）取本品粉末2g置烧杯中，加甲醇10ml，放置过夜，滤过。取滤液1ml，在水浴上蒸干，用少量冰醋酸溶解残渣。加醋酸酐-浓硫酸试剂（19∶1）0.5ml，颜色由黄变为红色→青色→污绿色（检查甾醇）。

2. 甘草

化学定性鉴别：取本品粉末少量，置于白瓷板上，加80%硫酸溶液数滴，均显黄色，渐变为橙黄色（甘草皂苷反应）。

【作业】

（1）写出生药黄芪、甘草的主要性状特征。

（2）绘黄芪横切面简图及甘草粉末显微特征图。

（3）记录理化鉴别结果。

【思考题】

（1）豆科药材在性状、显微鉴别方面有何共同特征？

（2）什么是晶纤维？有哪些生药含晶纤维？

（3）如何从粉末显微特征上来区别甘草和黄芪？

【附图】

见图2-18、图2-19。

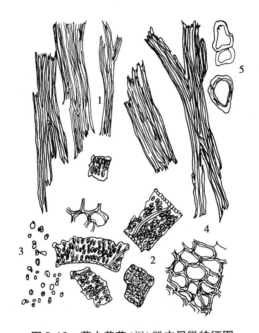

图2-18 蒙古黄芪（根）粉末显微特征图

1. 纤维 2. 导管 3. 淀粉粒 4. 木栓细胞 5. 厚壁细胞

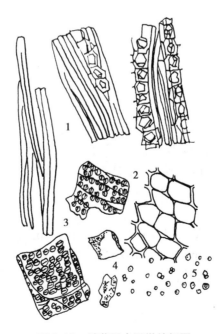

图2-19 甘草粉末显微特征图

1. 晶纤维及纤维 2. 木栓细胞 3. 导管 4. 色素块 5. 淀粉粒

实验 13　双子叶植物生药(7)

【目的要求】

(1) 了解黄柏的理化鉴别方法。

(2) 熟悉芸香科生药的性状特征。

(3) 掌握黄柏的显微特征。

【仪器、试剂及材料】

(1) 仪器：显微镜、紫外线灯、蒸发皿、滴管、试管、烧杯、研钵、移液管。

(2) 试剂蒸馏水、水合氯醛试液、稀甘油、甲醇、乙醇、乙醚、冰醋酸、浓硫酸、氯气饱和水溶液(临时配制)。

(3) 材料

1) 药材：黄柏、关黄柏、枳实、枳壳、白鲜皮、吴茱萸。

2) 组织切片及粉末：黄柏横切面永久制片及其粉末。

【实验内容】

(一) 性状鉴别

以生药性状鉴别方法,仔细观察下列药材,注意：

(1) 黄柏：又称川黄柏。药材呈板片状或浅槽状,长宽不等,厚 1~6mm。外表面黄棕色或黄褐色,较平坦,偶有残存的灰褐色粗皮。内表面暗黄色或黄棕色,具细密的纵纹。体轻,质硬,断面深黄色,裂片状分层,纤维性。气微,味极苦；具有黏液性,可使唾液染成黄色。

(2) 关黄柏：通常较川黄柏薄,厚 2~4mm。外表面绿黄色,有不规则的纵脊和沟纹,残留的栓皮有弹性。内表面灰黄色。质坚韧,折断面呈刺片状,鲜黄色,纤维层可成片剥离。气微,味极苦,有黏性。

(3) 枳实：半球形或圆球形,直径 0.5~2.5cm。外表面绿黑色或褐棕色,较粗糙,散有众多小油点(油室),中央有圆盘状果柄痕或微凸起的花柱基痕。中果皮黄白色或淡棕色,厚 5~8mm,边缘有 1~2 列黑棕色凹陷小点(油室)。瓤囊 9~11 瓣,棕褐色,中轴宽 3~5mm。气香,味苦,微酸。

(4) 枳壳：呈半球形,直径 3~5cm。外皮绿褐色或棕褐色,粗糙,散有众多小油点(油室),中央有明显的花柱基痕或圆形果柄痕。果皮厚 0.4~1.3cm,黄白色,较光滑,略向外翻,边缘有棕黄色油点 1~2 列,质坚硬,不易折断。瓤囊 7~12 瓣,囊内汁胞干缩,棕黄色或暗棕色,质软,内藏种子。中轴坚实,宽 5~9mm,黄白色,有一圈环列的维管束。气香,味苦、微酸。

(5) 白鲜皮：根皮呈卷筒状,长 5~15cm,直径 1~2cm,厚 0.2~0.5cm。外表面灰白色或灰黄色,常有突起的颗粒状小点,内表面淡黄色或类白色,有细纵纹,有的具小圆形侧根穿孔。质轻而脆,易折断,折断时有白粉飞扬,断面不平坦,乳白色,略呈层片状,可见闪亮的小结晶状物。有羊膻气,味微苦。

(6) 吴茱萸：果实类球形或略呈五角状扁球形,直径 2~5mm。表面暗黄绿色至褐色,粗糙,有圆形而稍下凹的油腺,顶端稍下凹,有五角星状的裂隙,有的裂隙中央有突起的柱头残基；基部有花萼及短小果柄。花萼及果柄上可见黄色茸毛。质硬而脆气芳香浓郁,味辛辣而苦。

（二）显微鉴别

1. 横切面 观察以下生药的横切面永久制片，注意组织构造特征。

（1）黄柏横切面：①未去净外皮者，木栓层由多列长方形细胞组成，内含棕色物质。栓内层细胞中含草酸钙方晶。②皮层比较狭窄，散有纤维群及石细胞群，石细胞大多分枝状，壁极厚，层纹明显。③韧皮部占树皮的极大部分，外侧有少数石细胞，纤维束切向排列呈断续的层带，纤维束周围薄壁细胞中常含草酸钙方晶。④射线宽2～4列细胞，常弯曲而细长。薄壁细胞中含有细小的淀粉粒，黏液细胞随处可见。

（2）关黄柏横切面：与川黄柏相似，不同点是：关黄柏木栓细胞呈方形，皮层比较宽广，石细胞较川黄柏略少，射线较平直，硬韧部不发达。

2. 粉末鉴别 制以下粉末透化片，观察：

黄柏：粉末黄色或深黄色。①纤维鲜黄色，多成束，稀单个散在，多碎断，直径16～38μm。②纤维束周围细胞中含有草酸钙方晶，形成晶纤维，含晶细胞壁木化，壁厚，层纹明显，草酸钙方晶众多。③分枝状石细胞形大较多见，长径可达250μm，直径35～128μm，壁甚厚，层纹明显，孔沟短线形或不明显。④黏液细胞较易察见，类球形，直径可至85μm。⑤木栓细胞淡黄棕色，表面观呈多角形（图2-20）。

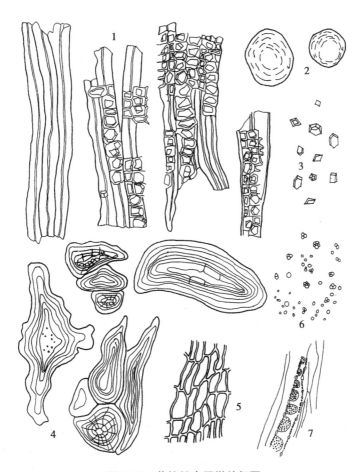

图 2-20 黄柏粉末显微特征图

1. 纤维及晶纤维 2. 黏液细胞 3. 草酸钙方晶 4. 石细胞 5. 木栓细胞 6. 淀粉粒 7. 筛管

（三）理化鉴别

黄柏

化学定性鉴别

1）本品粉末约 1g，加乙醚 10ml，振摇后滤过，滤液挥干，残渣加冰醋酸使溶解，再加浓硫酸 1 滴，放置，溶液呈紫棕色（检查黄柏酮成分）。

2）取粉末 1g 置烧杯中，加乙醇 10ml，振摇数分钟，滤过，滤液加硫酸 1ml，沿管壁滴加氯气饱和水溶液（临时配制）1ml，在两液接界处显红色环（检查小檗碱成分）。

3）取本品粉末加入到少量水中搅拌，液体因黏液之故而成胶状。

【作业】

（1）写出生药黄柏的主要性状特征。

（2）绘黄柏粉末显微特征图及横切面简图。

（3）记录理化鉴别结果。

【思考题】

（1）芸香科药材主要含有哪些生理活性成分？

（2）如何区别黄连与黄柏的粉末？

【附图】

见图 2-20。

实验 14　双子叶植物生药（8）

【目的要求】

（1）了解解离组织制片方法。

（2）熟悉瑞香科、桃金娘科、漆树科、鼠李科、远志科和使君子科等常用生药的性状特征。

（3）掌握沉香、丁香的显微特征及理化鉴别方法。

【仪器、试剂及材料】

（1）仪器：显微镜、临时装片用具、蒸发皿、水浴锅、滴管、试管、烧杯、研钵、移液管、坩埚、微量升华装置。

（2）试剂：蒸馏水、水合氯醛试液、稀甘油、乙醇、盐酸、香草醛、三氯甲烷、3% 氢氧化钠的氯化钠饱和溶液。

（3）材料

1）药材：沉香、丁香、五倍子、酸枣仁、远志、使君子。

2）组织切片及粉末：沉香切面、丁香萼筒中部横切面、沉香及丁香粉末。

【实验内容】

（一）性状鉴别

以生药性状鉴别方法，仔细观察下列药材，注意：

（1）沉香

1）国产沉香（白木香）：呈不规则块状或盔帽状。表面凹凸不平，有加工的刀痕，可见黑褐色或棕黑色的树脂斑块和黄白色不含树脂部分交互形成的斑纹。质疏松或较坚实，大多不沉于水。断面刺状。气芳香，味苦，燃烧时发浓烟及强烈香气，并有黑色油状物渗出。

2）进口沉香：呈圆柱状或不规则块状，长 10～15cm，宽 2～6cm；两端或表面有刀劈痕。

表面黄棕色或灰黑色,密布断续棕黑色的细纵纹(系含树脂的部分),有时可见黑棕色树脂瘢痕。质坚硬而重,能沉水或半沉水。气味较浓,燃之发浓烟,香气强烈。

(2)丁香:花蕾形似研棒状,长1～2cm,上端花蕾近球形,直径0.3～0.5cm,萼筒圆柱形而略扁,红棕色或棕褐色,上部有4枚三角状的萼片,十字状分开。质坚而重,富油性。入水则萼管垂直下沉。气芳香浓烈,味辛辣、有麻舌感。

(3)五倍子

1)角倍:为不规则的圆形,具2～3分支的薄壳囊状物,长3～12cm,直径2～6cm,表面短角状突起,黄棕色至灰棕色,密被灰白色绢毛。质硬脆,易破碎,断面角质样,囊壁厚1～2mm,内壁浅棕色,平滑。腔内有黑褐色蚜虫尸体及白色粉状分泌物的排泄物。气特异、微臭,味极涩。

2)肚倍:为椭圆至球形的囊状物。平滑,无突起,灰橄榄绿色,毛茸略少。断面角质样,厚2～3mm。

(4)酸枣仁:种子圆形或椭圆形,略扁,长0.5～0.9cm,宽5～7mm,厚约3mm。表面红棕色或紫红色,有光泽;一面较平坦,其中央有一条隆起的纵线或纵纹,另面微隆起。顶端有细小突起的合点,下端有略凹陷的种脐,种脊位于边缘一侧。种皮硬脆,剥去种皮可见类白色的胚乳;子叶2片,浅黄色,油润,基部有短小的胚根。气微,味淡。

(5)远志:根皮(远志肉或远志筒)呈圆柱形或双卷筒状,略弯曲,长3～15cm,直径2～7mm,厚约1mm。表面灰黄色或浅棕色,光滑或有深陷密集的横皱纹及裂纹。质脆,折断面平坦,黄白色。气微,味苦、微辛,有刺喉感。根(远志棍)的中央有坚硬的木部,折断面粗糙。

(6)使君子:果实呈椭圆形或长卵形,先端渐尖,基部略钝圆,具5形棱,长2.5～4cm,直径1.5～2cm。表面紫棕至黑棕色,平滑,微有光泽。质硬而轻,横切断后果皮成五角形,棱角处较厚。种子1枚,长椭圆形;表面暗棕色,皱缩,有纵沟,种皮薄易剥落而露出黄色子叶;子叶2片,肥厚,边缘不整齐,胚根细小成点状。气微香,味微甜。

(二)显微鉴别

1. 切面构造　观察以下生药的永久制片,注意组织构造特征。

(1)沉香横切面:①木射线宽1～2列细胞,含棕色树脂。②导管呈圆形、多角形,直径42～128μm,有的含棕色树脂。③木纤维多角形,直径20～45μm,壁稍厚,木化。④内涵韧皮部(木间韧皮部)呈长椭圆状或条带状,常与射线相交,细胞壁薄,非木化,内含棕色树脂及丝状物(菌丝)。其间散有少数纤维,有的薄壁细胞含草酸钙柱晶。

(2)沉香切向纵切面:①可见木射线细胞同型性,宽1～2列细胞,高4～20个细胞。②导管为具缘纹孔,多为短节导管。③纤维细长,有单纹孔。④内涵韧皮部细胞长方形。

(3)沉香径向纵切面:木射线排列成横向带状,高4～20个细胞。

(4)丁香萼筒中部横切面:①表皮具很厚的角质层和气孔。②皮层外侧油室众多,向内有双韧型维管束排列成不连续的环,厚壁纤维稀少,其内方薄壁组织,细胞小,排列疏松,围成大气室。③中央有细小维管束15～25个,环列,其旁伴有少量纤维。④薄壁细胞中常含众多的小型草酸钙簇晶。

2. 粉末鉴别　按解离组织制片方法制片,观察:

(1)沉香:①纤维状管胞长梭形,多成束,直径20～30μm,壁较薄,有退化具缘纹孔。②韧型纤维多散离,直径25～30μm,径向壁上有单斜纹孔。③具缘纹孔导管多见,直径约至130μm,具缘纹孔排列紧密,互列,导管内棕色树脂团块常破碎脱出。④木射线细胞单纹孔较密。⑤内涵韧皮部(木间韧皮部)薄壁细胞含黄棕色物质,细胞壁非木化,有时可见纵斜交错纹理及菌丝。⑥草酸钙柱晶,长68μm,直径9～15μm。⑦树脂团块红棕色,块状(图2-21)。

(2)丁香:粉末红棕色。①油室众多,大至200μm。②纤维随处可见,大多单个散在,呈梭状,两端钝圆,壁厚,微木化,壁沟明显。③花粉粒极面观略呈三角形,角端各有1个萌发孔;赤道面观略呈双凸镜形,具3副合沟。④草酸钙簇晶极多,较小,往往成行排列。⑤表皮细胞呈多角形,有不定式气孔。⑥花粉囊内壁细胞具条状或网状增厚(图2-22)。

(三)理化鉴别

1. 沉香

化学定性鉴别:取乙醇浸出物(热浸法),进行微量升华,得黄褐色油状物,香气浓郁,于油状物上加盐酸1滴与香草醛颗粒少量,再滴加乙醇1～2滴,渐显樱红色,放置后颜色加深(检查萜类成分)。

2. 丁香

显微化学反应:取本品三氯甲烷浸液2～3滴滴于载玻片上,速加3%氢氧化钠的氯化钠饱和液1滴,加盖玻片,即有簇状细针形丁香酚钠结晶产生(检查丁香油酚)。

【作业】

(1)写出生药沉香、丁香的主要性状特征。

(2)绘沉香、丁香粉末显微特征图。

(3)记录理化鉴别的结果。

【思考题】

(1)木材按部位一般分为哪几种?常以哪种入药?为什么?

(2)如何鉴别进口沉香与国产沉香?

(3)花类生药的主要显微鉴别特征是什么?

(4)解离组织制片如何操作?适用于何类生药?

【附图】

见图2-21、图2-22。

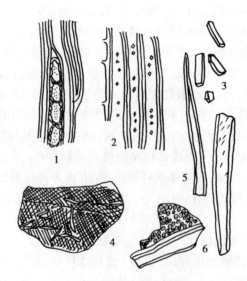

图2-21　沉香粉末显微特征图
1. 木射线细胞　2. 纤维管胞　3. 草酸钙柱晶　4. 木间韧皮薄壁细胞(示菌丝及纹理)
5. 韧型纤维　6. 导管

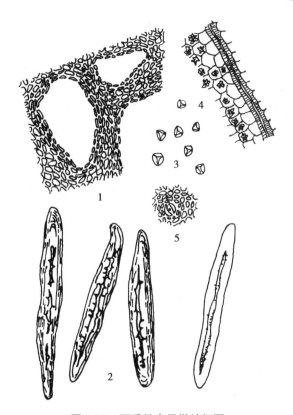

图 2-22　丁香粉末显微特征图

1. 油室　2. 纤维　3. 花粉粒　4. 簇晶　5. 气孔

实验 15　双子叶植物生药（9）

【目的要求】

（1）熟悉五加科常用生药的性状特征。

（2）掌握人参、三七的组织及粉末显微鉴别特征。

【仪器、试剂及材料】

（1）仪器：显微镜、试管、滴管、玻璃板。

（2）试剂：水合氯醛液、稀甘油、95% 乙醇、甲醇、乙醚、乙酸乙酯、三氯甲烷、硫酸、蒸馏水。

（3）材料

1）药材标本：人参、西洋参、三七、五加皮、刺五加。

2）制片及粉末：人参根、三七根的横切面永久制片，人参以及三七粉末。

【实验内容】

（一）性状鉴别

以生药性状鉴别方法，仔细观察以下药材，注意：

1. 人参　商品主要有林下山参和园参。

（1）林下山参：主根粗短，多具 2 个分枝，有的呈"人"形，上端有细密而深陷的环纹。芦头（根茎）细长，几与主根等长，密具芦碗（茎痕），其下有 1～3 个下垂生长的不定根（芋），支根有许多细长的须根，可见疣状突起。习称雁脖芦、枣核艼、短横体、铁线纹、珍珠须等。

（2）园参：规格主要有生晒参、红参、糖参。

1）生晒参：主根圆柱形，长 3～15cm，直径 1～2cm，主根表面灰黄色，有明显纵皱纹，上部或全体有疏浅断续的横纹，下部有侧根 2～3 条及少数细侧根，有少数横长皮孔样突起，根茎较短细，上有茎痕数个，呈凹窝状，交互排列，有时具细长横伸的不定根。全须生晒参着生多数须状细根，有的具细小不明显的疣状突起。主根质较硬，折断面平坦，淡黄白色，形成层环棕黄色，皮部有黄棕色点状树脂道及多数放射状裂隙；须根质脆。香气特异；味微苦、甘。

2）红参：全体棕红色，半透明，有时上部带土黄色，有纵沟、皱纹及细根痕，下部有 2～3 条扭曲的侧根；质硬脆，断面平坦，角质样，中心色较浅。棕黄色主根圆柱形或加工成长方形。

3）糖参：类白色，表面可见点状针刺痕并附有糖的结晶。味微甘。此规格市场上少见。

2．西洋参　除去芦头、侧根的主根呈圆柱形或圆纺锤形。表面淡黄褐色或黄白色，有细密浅纵纹及横向环纹。质较轻，折断面浅黄白色，近形成层环色较深。气微而特异，味微苦、稍甜。

3．三七　呈圆锥形或不规则的块状，顶端有茎痕，表面有瘤状突起或支根痕。表面灰黄或灰棕色，可见横向皮孔。质坚实，体重。断面灰绿色或黄绿色，角质状，有棕色树脂道斑点。气微，味苦而后回甜。

4．五加皮　呈不规则卷筒状，长 5～15cm，直径 0.4～1.4cm，厚约 0.2cm。外表面灰褐色，有稍扭曲的纵皱纹及横长皮孔；内表面淡黄色或灰黄色，有细纵纹。体轻，质脆，易折断，断面不整齐，灰白色。气微香，味微辣而苦。

5．刺五加　根茎呈结节状不规则圆柱形，直径 1.4～4.2cm，表面灰褐色，有皱纹。根圆柱形，多分枝，常扭曲，直径 0.3～1.5cm；表面灰褐色或黑褐色，粗糙，皮薄，剥落处显灰黄色。质硬，断面黄白色，纤维性。有特异香气，味微辛、稍苦、涩。

（二）显微鉴别

1．横切面　观察以下生药的横切面永久制片，注意组织构造特征。

（1）人参根横切面：①木栓层为数列细胞，内侧有数列栓内层细胞。②皮层、韧皮部中有树脂道散布，内含黄色分泌物，近形成层处有较多树脂道环列。初生韧皮部常有裂隙。韧皮射线宽 3～5 列细胞。形成层成环。③木质部导管多成单列，径向稀疏排列；木射线宽广，中央可见初生木质部导管。④栓内层、木薄壁细胞及木射线中含有草酸钙簇晶。

（2）三七根横切面：①木栓层为数列细胞。②栓内层不明显。③韧皮部有树脂道散在。④形成层成环。⑤木质部导管 1～2 列径向排列。射线宽广。薄壁细胞含淀粉粒。草酸钙簇晶稀少。

2．粉末鉴别　制以下粉末透化片，观察：

（1）人参：粉末黄白色（生晒参）或红棕色（红参）。①树脂道碎片呈管状，内含黄色滴状或块状分泌物。②草酸钙簇晶，直径 20～68μm，棱角锐尖。③淀粉粒众多，单粒类球形，复粒由 2～6 个分粒组成（红参中淀粉粒已糊化）。④导管多网纹或梯纹，稀有螺纹，直径 10～56μm。⑤木栓细胞类方形或多角形，壁薄，微带棕色（图 2-23）。

（2）三七：粉末灰黄色。①淀粉粒众多，单粒呈类圆形、多角形或不规则形，直径 4～30μm，脐点点状或裂缝状；复粒由 2～10 分粒组成。导管以网纹多见，直径 15～35μm。

②树脂道碎片，内含棕黄色滴状或块状分泌物。③木栓细胞呈长方形或多角形，壁薄，棕色。④草酸钙簇晶稀少，直径50～80μm，其棱角较钝。

【作业】

（1）写出生药人参、西洋参、三七的主要性状特征。

（2）绘药材人参的根横切面简图及粉末图。

【思考题】

（1）人参的商品规格有哪些？其性状鉴别中各部位有哪些术语名词？

（2）如何区别人参与三七的显微组织特征？

【附图】

见图2-23。

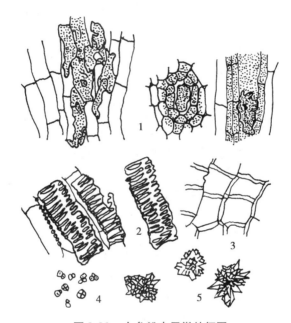

图2-23　人参粉末显微特征图

1.树脂道碎片　2.导管　3.木栓细胞　4.淀粉粒　5.草酸钙簇晶

实验16　双子叶植物生药（10）

【目的要求】

（1）了解柴胡、川芎的理化鉴别方法。

（2）熟悉伞形科、山茱萸科、木犀科等常用生药的性状特征。

（3）掌握当归、柴胡、川芎的显微特征。

【仪器、试剂及材料】

（1）仪器：显微镜、紫外光灯、蒸发皿、试管、滴管。

（2）试剂：水合氯醛液、稀甘油、甲醇、乙醚、三氯甲烷、稀盐酸、蒸馏水。

（3）材料

1）药材标本：当归、柴胡、川芎、白芷、杭白芷、小茴香、蛇床子、北沙参、防风、羌活、山茱萸、秦皮、连翘、女贞子。

2）制片及粉末：当归根、柴胡根、川芎根横切面永久制片及当归和川芎粉末。

【实验内容】

（一）性状鉴别

以生药性状鉴别方法，仔细观察以下药材，注意：

（1）当归：根头及主根粗短，略成圆柱形。表面黄棕色，有纵皱纹及横长皮孔。质柔韧，断面棕色环明显，可见散在棕色小点。有特异的香气，味甘、辛、微苦。

（2）柴胡：商品分北柴胡和南柴胡。

1）北柴胡：根头膨大，呈圆柱形或圆锥形，常有分枝，根头部多带有残留茎痕及凋枯的纤维状叶残基，表面淡棕色或黑褐色，近根头部有横皱纹，渐至下部有不规则纵皱纹，并有细小支根瘢痕和皮孔样突起。质坚韧，不易折断，断面呈片状纤维性，皮部淡棕色，木部淡黄白色。气微芳香，味微苦。

2）南柴胡：根较细，多不分枝，顶端有多数纤维状的叶柄残基，表面黄棕色或红棕色，有深皱纹，近根头部具横向疣状突起；质稍软，易折断，断面木部黄白色，裂片状。具败油气。

（3）川芎：呈不规则结节状拳形团块，表面黄褐色，粗糙皱缩，有较密集而略隆起的环状轮节，并有多数瘤状突起的茎痕，顶端凹洼状，下侧及轮节上有众多点状隆起的根痕。质坚实，饮片边缘不整齐，习称"蝴蝶片"。切面类黄色，有错综纹理，并随处可见黄色油点。气浓香，味苦、辛，微回甜，稍有麻舌感。

（4）白芷：根呈长圆锥形，长 10～25cm，直径 1.5～2.5cm，根头部圆柱形，表面灰黄色至黄棕色，光滑，有皮孔样横向突起。断面灰白色，形成层环棕色，近方形或近圆形，皮部可见棕色油点。气香，味辛、微苦。

（5）杭白芷：根圆锥形，上部近方形或类方形，表面灰棕色，有多数较大的皮孔样横向突起，排列成近四纵行，体形圆而具 4 条棱脊，顶端有凹陷的茎痕。质硬较重，断面白色，形成层环近方形，皮部密布棕色油点。气芳香，味辛、微苦。

（6）小茴香：双悬果细椭圆形，长 4～8mm，直径 1.5～2.5mm。表面黄绿色或淡黄色，两端略尖，顶端残留有黄棕色突起的柱基，基部有细小的果梗。分果瓣呈长椭圆形，背面有 5 条纵棱，接合面平坦而较宽。横切面略呈五边形，背面的四边约等长。有特异香气，味微甜、辛。

（7）蛇床子：双悬果呈椭圆形。表面灰黄色或灰褐色，顶端有 2 枚向外弯曲的柱基。果瓣的背面有薄而突起的纵棱 5 条，接合面平坦，有 2 条棕色略突起的纵棱线。种子细小，灰棕色，显油性。气香，味辛凉，有麻舌感。

（8）北沙参：根长圆柱形。表面淡黄白色，全体有细纵皱纹及纵沟，并有棕黄色点状细根痕。顶端常留有黄棕色根茎残基，上端稍细，中部略粗，下部渐细。质脆，易折断，断面皮部浅黄白色，木部黄色。气特异，味微甘。

（9）防风：根呈长圆锥形或长圆柱形，稍弯曲，长 15～30cm，直径 0.5～2cm。根头部有明显密集的环节，如蚯蚓，习称"蚯蚓头"。节上有黑棕色毛状的残存叶基。根表面灰棕色或棕色，皱缩而粗糙，有纵皱纹及致密的细横纹，并可见多数横长的皮孔及细根痕。体轻，质松，断面皮部棕黄色，疏松，裂隙较多，散生黄棕色油点；木部浅黄色。气特异，味微甘。

（10）羌活

1）蚕羌：根茎呈圆柱形，略弯曲，长 4～13cm，直径 0.6～2.5cm，顶端残留茎痕。表面暗棕色或黑棕色，节部很短，有排列紧密而隆起的环节，形如蚕，节上有多数点状或瘤状突起的根痕，外皮脱落处显棕黄色。体轻质脆，折断面不平整，有明显的菊花纹及多数裂隙，皮部黄棕色至暗棕色，油润。可见多数黄棕色油点，木部黄白色，髓部黄棕色。有特异香气，味微苦而辛。

2）竹节羌：较蚕羌略大，节间较长，似竹节状。

3）条羌：根茎及根呈圆柱状，表面棕褐色，近根茎处粗大，有细横纹，质松脆。

4）大头羌：节部显著膨大，呈不规则团块状，多分枝，大小不等，顶端有多数残留基痕。

（11）山茱萸：果肉皱缩而压扁。呈不规则片状或囊状，长 1～1.5cm，厚约 1mm。表面紫红色或紫黑色（久放者），有光泽。顶端具圆形宿萼痕，基部有果柄或果柄痕，质软韧。气微，味酸、涩、微苦。

（12）秦皮：呈卷筒状或槽状，长 10～60cm，厚 1.5～3mm。外表面灰白色、灰棕色至黑棕色或相间呈斑状，平坦或稍粗糙，并有灰白色圆点状皮孔及细斜皱纹。内表面黄白色或棕色，平滑。质硬而脆，断面纤维性，黄白色。气微，味苦。

（13）连翘：呈长卵形至卵形，稍扁，长 1.5～2.5cm，直径 0.5～1.3cm。表面有不规则的纵皱纹及多数凸起的小斑点，两面各有 1 条明显的纵沟。顶端锐尖，基部有小果梗或已脱落。"青翘"多不开裂，表面绿褐色，凸起的灰白色小斑点较少；质硬；种子多数，黄绿色，细长，一侧有翅。"老翘"自顶端开裂或裂成两瓣，表面黄棕色或红棕色，内表面多为浅黄棕色，平滑，具一纵隔。质脆，种子棕色，多已脱落。气微香，味苦。

（14）女贞子：呈卵形、椭圆形或肾形，长 6～8.5mm，直径 3.5～5.5mm。表面黑紫色或灰黑色，皱缩不平，基部有果梗痕或具宿萼及短梗。体轻。外果皮薄，中果皮较松软，易剥离，内果皮木质，黄棕色，具纵棱，破开后种子通常为 1 粒，肾形，紫黑色，油性。气微，味甘、微苦涩。

（二）显微鉴别

1.横切面　观察以下生药的横切面永久制片，注意组织构造特征。

（1）当归根横切面：①木栓层由 4～7 列细胞组成。皮层窄，为数列切向延长的细胞。②韧皮部较宽广，散在多数类圆形油室，直径 25～160μm，周围的分泌细胞 6～9 个，近形成层处油室较小。③形成层成环状。④木质部射线宽至 10 多列细胞，导管单个或 2～3 个相聚。

（2）柴胡根横切面

1）北柴胡：①木栓层为 7～8 列木栓细胞。②皮层散有油室及裂隙。③韧皮部散有油室。④形成层成环。⑤木质部导管切向排列，在其中间部位有木纤维排列成断续的环状，纤维多角形，壁厚，木化。

2）南柴胡：①木栓层为 6～10 列木栓细胞。②皮层油室较多而大，木质部导管多径向排列，木纤维少而散列。

（3）川芎根横切面：①木栓层为 10 余列扁平木栓细胞。②皮层狭窄，散有根迹维管束，有类圆形油室，直径可达 200μm。③韧皮部较宽厚，形成层环成波状。④木质部导管多角形或类圆形，大多单列或排成"V"字形，有木纤维束。⑤髓部较大，薄壁组织中散有多数油室。薄壁细胞中富含淀粉粒。

2.粉末鉴别　按粉末制片方法进行制片，观察：

（1）当归：粉末淡黄棕色。①韧皮薄壁细胞纺锤形，壁略厚，表面有极微细的斜向交错纹理，有时可见菲薄的横隔。②梯纹及网纹导管多见，直径约至 80μm。③有油室碎片。有油管。④淀粉粒多单粒。⑤木栓细胞多角形(图2-24)。

（2）川芎：粉末黄棕色。①油室大多破碎，偶见含有众多油滴。②木纤维呈长梭形，长112～370μm，纹孔及孔沟较细密，胞腔较宽。③簇状结晶直径约20μm。④导管为螺纹、网纹，亦有梯纹及具缘纹孔，直径8～10μm。⑤木栓细胞深黄色，呈多角形或长方形。⑥淀粉粒众多，有单粒及复粒少数，由2～4分粒组成(图2-25)。

（三）理化鉴别

1. 柴胡

化学定性鉴别：取粉末0.5g，加水10ml，用力振摇，产生持久性泡沫(检查柴胡皂苷成分)。

2. 川芎

化学定性鉴别：横切片置紫外线灯(254nm)下检视，呈亮淡紫色荧光，外皮显暗棕色荧光。

【作业】

（1）写出下列药材的主要性状特征：当归、柴胡、川芎。

（2）绘柴胡根横切面简图及当归的粉末图。

（3）记录理化鉴别结果。

【思考题】

（1）如何从生药性状上区别北柴胡和南柴胡？

（2）北柴胡和南柴胡的组织构造特征有什么区别？

（3）伞形科药材在性状、显微、理化方面有哪些共同的特征？

【附图】

见图2-24、图2-25。

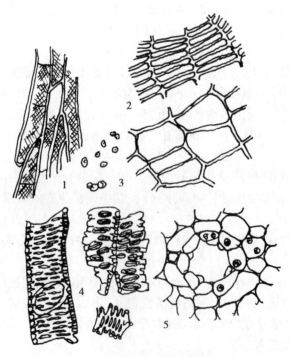

图2-24　当归粉末显微特征图

1. 纺锤形韧皮薄壁细胞　2. 木栓细胞　3. 淀粉粒　4. 导管　5. 油室

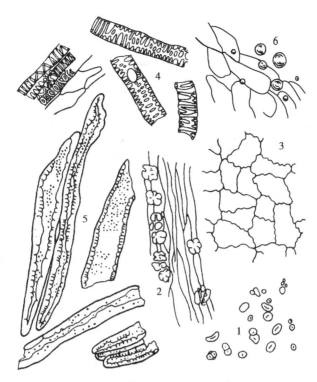

图 2-25　川芎(根茎)粉末显微特征图

1. 淀粉粒　2. 簇状结晶　3. 木栓细胞　4. 导管　5. 木纤维　6. 油室

实验 17　双子叶植物生药(11)

【目的要求】

(1) 了解马钱子的理化鉴别方法。

(2) 熟悉马钱科、龙胆科、夹竹桃科、萝藦科、旋花科等常用生药的性状特征。

(3) 掌握马钱子、龙胆的显微特征。

【仪器、试剂及材料】

(1) 仪器:显微镜、试管、滴管、小烧杯。

(2) 试剂:水合氯醛液、稀甘油、1%钒酸铵硫酸溶液、发烟硝酸、蒸馏水。

(3) 材料

1) 药材标本:马钱子、龙胆、坚龙胆、秦艽、罗布麻叶、香加皮、白薇、菟丝子、牵牛子。

2) 制片及粉末:马钱子、龙胆的横切片及龙胆的粉末。

【实验内容】

(一) 性状鉴别

以生药性状鉴别方法,仔细观察以下药材。

(1) 马钱子:扁圆纽扣状,一面微凹,另一面微隆起,直径 1.5～3cm,厚 3～6mm。表面灰绿色或灰黄色,密生葡匐的丝状毛,自中央向四周射出。底面中心有圆点状突起的种脐,边缘有微尖凸的珠孔,有时种脐与珠孔间隐约可见 1 条隆起的线条。质坚硬,沿边缘剖开,胚乳肥厚,淡黄白色,近珠孔处小凹窝内有细小菲薄子叶 2 片,有叶脉 5～7 条及短小的胚根。气微,味极苦,有毒。

(2)龙胆:根茎呈不规则块状,长 1～3cm,直径 0.3～1cm。表面暗灰棕色或深棕色,上端有茎痕或残留茎基,周围和下端着生多数细长的根。根圆柱形,略扭曲;表面淡黄色或黄棕色,上部多有显著的横皱纹,下部较细。质脆,易折断。断面略平坦,皮部黄白色或淡黄棕色,木质部色较淡,中心有数个筋脉点(维管束)。气微,味极苦。

(3)坚龙胆:表面无横皱纹,表皮膜质,易脱落;质坚脆易折断,断面皮部棕色或黄棕色,木质部黄白色,易与皮部分离。

(4)秦艽:呈类圆柱形,上粗下细,扭曲不直。表面黄棕色或灰黄色,有纵向或扭曲的纵皱纹。顶端有残存茎基及纤维状叶鞘。质硬而脆,易折断,断面柔润,皮部黄色或棕黄色,木部黄色。气特异,味苦、微涩。

(5)罗布麻叶:多皱缩卷曲,有的破碎,完整叶片展平后呈椭圆状披针形或卵圆状披针形,长 2～5cm,宽 0.5～2cm,淡绿色或灰绿色,先端钝,有小芒尖,基部钝圆或楔形,边缘具细齿,常反卷,两面无毛,叶脉于下表面突起。质脆。气微,味淡。

(6)香加皮:根皮呈卷筒状,少数为不规则卷片,厚 2～4mm。外表面灰棕色或黄棕色,栓皮易鳞片状剥落而显黄白色内皮;内表面淡黄色或红棕色,有细纵纹。质脆,断面不整齐,淡黄色。有特异香气,味苦。

(7)白薇:根茎粗短,有结节,多弯曲。上面有圆形的茎痕,下面及两侧簇生多数细长的根,根长 10～25cm,直径 0.1～0.2cm。表面棕黄色。质脆,易折断,断面皮部黄白色,木部黄色。气微,味微苦。

(8)菟丝子:种子类球形或卵圆形,膨大部分稍扁,直径 1～1.5mm,一端略呈喙状突出偏向一侧,微凹处有浅色圆点,中央有条形的种脐。表面淡褐色或灰黄色,有密细小点。种子用开水浸泡,表面有黏性,加热煮沸至种皮破裂,则露出黄白色细长卷旋状的胚。气无,味淡。

(9)牵牛子:种子似橘瓣状,长 4～8mm,宽 3～5mm。表面灰黑色(黑丑)或淡黄白色(白丑),背面有一条浅纵沟,腹面棱线的近端处有 1 凹点状种脐,左右面平坦。质坚硬,横切面可见极皱缩折叠的子叶,黄色或淡黄色。用水浸润后,种皮呈龟裂状,且常自腹面棱线处胀裂,显黏液性。气无,味微辛、稍苦,有麻舌感。

(二)显微鉴别

1. 横切面　观察以下生药的横切面永久制片,注意组织构造特征。

(1)马钱子:刮取种子表皮毛茸少许,封藏在间苯三酚及盐酸中,置显微镜下观察:①被染成红色的表皮细胞所形成的单细胞毛茸,细胞壁厚,强烈木化,具纵条纹,毛茸基部膨大略似石细胞样,但多数已折断。②马钱种子的表皮毛茸平直不扭曲,毛肋不分散。③内胚乳细胞多角形,内含淀粉粒、脂肪油(图 2-26)。

(2)龙胆根横切面:①外皮层明显,壁稍增厚。②皮层 4～6 列扁长细胞,常有裂隙;内皮层明显,每一个细胞由纵向壁分隔成数个类方形小细胞。③韧皮部宽广,外侧多具裂隙。④形成层不甚明显。⑤木质部导管 3～10 个群束。⑥髓部明显。薄壁细胞含细小草酸钙针晶。

(3)坚龙胆根横切面:内皮层以外组织多已脱落。木质部导管均匀密布。无髓部。

2. 粉末鉴别　按粉末制片法制片,镜检:

龙胆粉末:淡黄棕色。①导管为网纹及梯纹,直径约 45μm。②外皮层细胞表面观呈纺锤形,每一细胞由横壁分隔成数个子细胞,有的子细胞又被分隔为小细胞。③内皮层细胞表面观类长方形,甚大,每个细胞由纵壁分隔成数个子细胞,有的子细胞又被横壁分隔为小细胞。④薄壁细胞含草酸钙小针晶(图2-27)。

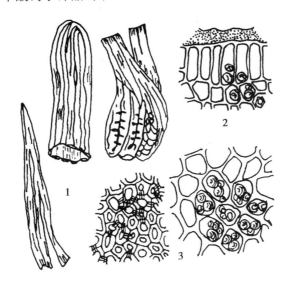

图 2-26　马钱子粉末显微特征图
1. 非腺毛　2. 色素层　3. 内胚乳细胞(示胞间连丝及内含物)

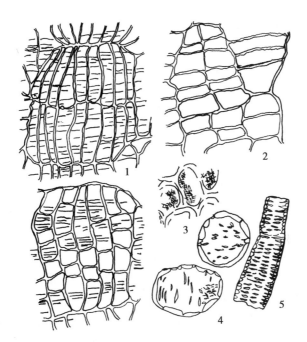

图 2-27　龙胆粉末显微特征图
1. 内皮层细胞　2. 外皮层细胞　3. 草酸钙针晶　4. 石细胞　5. 导管

(三)理化鉴别

马钱子

化学定性鉴别:种子的胚乳切片:①加1%钒酸铵硫酸溶液1滴,胚乳即显紫色(检查士的宁,胚乳内层含量较多)。②加发烟硝酸1滴,胚乳即显橙红色(检查马钱子碱,以胚乳外层含量较多)。

【作业】

(1)写出下列药材的主要性状特征:马钱子、龙胆。

(2)绘龙胆横切面组织简图及马钱子粉末图。

(3)记录理化鉴别结果。

【思考题】

(1)从性状方面如何区分药材龙胆和坚龙胆?

(2)教材中味极苦的药材有哪些?主含何种成分?

【附图】

见图2-26、图2-27。

实验18　双子叶植物生药(12)

【目的要求】

(1)了解薄荷的理化鉴别方法。

(2)熟悉唇形科、紫草科等常用生药的性状特征。

(3)掌握表面制片方法及显微鉴别特征。

【仪器、试剂及材料】

(1)仪器:显微镜、试管、滴管、玻璃板。

(2)试剂:水合氯醛液、稀甘油、乙醇、甲醇、硫酸、香草醛、蒸馏水。

(3)材料

1)药材标本:紫草、薄荷、丹参、黄芩、益母草、紫苏叶、广藿香、夏枯草、荆芥。

2)制片及粉末:薄荷、丹参、黄芩根的横切面永久制片与薄荷、黄芩粉末。

【实验内容】

(一)性状鉴别

以生药性状鉴别方法,仔细观察以下药材,注意:

(1)紫草

1)软紫草根:略呈圆柱形或圆锥形,有时数个侧根扭集在一起。表面暗紫色,皮部极疏松,成条片状,多层相叠,易剥落。质轻软,易折断,断面皮部紫色,木部较小,黄白色。气特异,味微苦,稍酸涩。

2)硬紫草根:呈类纺锤形或圆柱形,稍扭曲,常有分枝。外表紫红色或暗紫色,粗糙,有不规则的纵沟及皱纹,外皮薄,易呈鳞片状剥落;顶端常有残留的茎基。质硬脆,易折断。断面皮部紫红色,木部较大,类白色,射线色较深,含紫红色色素物质。气特异,味涩。

(2)薄荷:茎呈方柱形,有的对生分枝;表面黄棕色或带紫色,有明显的节,节间长2~5cm;棱角处有柔毛。质脆,断面白色,中空。叶卷曲皱缩,长圆形或卵形,稀被茸毛,有凹点状腺鳞。茎上部腋生轮伞花序,花冠多数存在,淡紫色。叶揉搓时有特异清凉香气,味辛凉。

(3)黄芩:根圆锥形,扭曲。表面棕黄色或深黄色,顶端有茎痕或残留的茎基,上部有扭曲的纵皱纹或不规则的网纹,下部有顺纹和细皱纹。质硬而脆,易折断,断面黄色,中间红棕色。老根中间呈暗棕色或棕黑色,枯朽状或已成空洞者称为"枯芩",新根称"子芩"或

"条芩"。气弱,味苦。

(4)丹参:根茎粗短,顶端有时残留茎基,根数条,长圆柱形,有的分枝并具须状细根。长10～20cm,直径3～10mm。表面棕红色或暗棕红色,具纵皱纹。老根外皮疏松,多显紫棕色,常呈鳞片状剥落。质硬而脆,断面疏松,有裂隙或略平整而致密,皮部棕红色,木部灰黄色或紫褐色,可见呈放射状排列的黄白色导管束。气微,味微苦涩。

(5)益母草:茎方形,表面黄绿色,具纵向棱槽,被糙伏毛,易折断,折断面中心有白色髓。叶对生、皱缩,常脱落或残存;轮伞花序腋生,花冠常脱落,花萼8～15,宿存,聚集呈球状。小坚果棕褐色,三棱形。气微、味微苦。

(6)紫苏叶:叶片多皱缩卷曲,常破碎。完整的叶片呈卵圆形,顶端急尖,基部阔楔形,边缘有锯齿。叶柄两面紫色至紫蓝色或上面紫绿色,疏被灰白色毛,下面可见多数凹陷的腺点。质脆易碎。气辛香,味微辛。

(7)广藿香:茎圆柱形,表面淡棕色,有对生叶痕及纵皱纹,皮部菲薄,易剥落;质坚脆,折断面裂片状,中心有小形髓部。叶大多已脱落,皱缩或有破碎,上面暗棕色,下面灰棕色,两面均被毛。气香,味微苦。

(8)夏枯草:果穗呈长圆柱形,长1.5～8cm,直径0.8～1.5cm。棕色至淡紫褐色。带有花茎。果穗有多枚苞片和萼片,排列成覆瓦状。苞片淡黄褐色,长约0.8cm,宽约1.2cm,两枚对生,轮状排列,膜质,有明显的深褐色脉纹,顶端尖,长尾状,外表面有白色粗毛。花萼唇形,褐色;上唇3齿裂,有粗毛,具短突尖,下唇2裂。小坚果卵圆形,淡褐色,有光泽,顶端有小突起。质轻。气微有清香气,味淡。

(9)荆芥:带花穗的茎枝,叶片多已脱落,全长60～90cm。枝茎方柱形,表面黄紫色或紫棕色,被白色短柔毛;体轻,质脆,折断面纤维状,黄白色,中心有白色疏松的髓。顶生穗状轮伞花序,长2～9cm,花萼黄绿色,钟形,质脆易碎。花萼内有棕黑色小坚果。气微弱,搓碎时则具薄荷样香气,味微涩而辛凉。

(二)显微鉴别

1. 横切面　观察以下生药的横切面永久制片,同时按照表面制片方法,撕取薄荷叶的下表皮封片,观察:

(1)薄荷

1)叶的横切面:①上表皮细胞长方形,下表皮细胞细小扁平,被角质层,有气孔;上、下表皮凹陷处有腺鳞。②栅栏组织通常为1列细胞,海绵组织为4～5列细胞。③主脉上、下表皮内方有厚角组织及薄壁组织。④主脉维管束外韧型,木质部导管常2～4个排列成行,韧皮部细胞细小。⑤表皮细胞、叶肉细胞、薄壁细胞及导管中有时含有橙皮苷结晶。

2)茎的横切面:①切面呈四方形,表皮细胞1列,外被角质层,有时具毛茸。②四角有明显的棱脊,向内有10数列厚角细胞。③内皮层1列,凯氏点清晰可见。维管束于四角处较发达,于相邻两角间具数个小维管束。④韧皮部狭窄;木质部于四角处较发达,由导管、木质部薄壁细胞及木纤维等组成,髓部明显,有的薄壁细胞含有针簇状橙皮苷结晶。

3)叶表面观:①表皮细胞垂周壁弯曲,上、下表皮有直轴式气孔。②腺鳞头部扁球形,直径至90μm,其与角质层之间贮有浅黄色挥发油;柄短,单细胞。头部与柄部均为单细胞的小腺毛,腺头直径为20～25μm。③非腺毛由1～5(～8)个细胞组成,长100～820(～1300)μm,细胞略弯曲,具壁疣。

(2)黄芩:①木栓细胞扁平,其中有石细胞散在。②皮层与韧皮部界限不明显,有多数石细胞与韧皮纤维，单个或成群散在，石细胞多分布于外缘，韧皮纤维多分布于内侧。③形成层成环。④在老根中央，木质部有栓化细胞环形成，栓化细胞环有单环，有数个同心环。⑤薄壁细胞中含有淀粉粒。

（3）丹参：①木栓层为4～6列细胞。有时可见落皮层组织存在。②皮层宽广。③韧皮部较狭，呈半月形。④形成层成环，束间形成层不甚明显。⑤木质部8～10束，呈放射状，导管在形成层处较多，呈切向排列，渐至中央导管呈单列。⑥木质部纤维束存在于中央的初生木质部。

2. 粉末鉴别　按粉末制片法制片，镜检：

（1）薄荷：粉末淡黄绿色。①腺鳞由头、柄部组成。头部顶面观球形、侧面观扁球形。直径60～100μm，由6～8个分泌细胞组成，内含淡黄色分泌物；柄极短，单细胞，基部四周表皮细胞10余个，辐射状排列。②小腺毛头部椭圆形，单细胞，直径15～26μm，内含淡黄色分泌物；柄多为单细胞。③非腺毛完整者由1～8个细胞组成，常弯曲，壁厚2～7μm，外壁有细密疣状突起。④叶片上表皮细胞表面观不规则形，垂周壁略弯曲；下表皮细胞垂周壁波状弯曲，细胞中常含淡黄色橙皮苷结晶；气孔直轴式（图2-28）。

（2）黄芩：粉末黄色。①韧皮纤维甚多，呈梭形，长60～250μm，直径9～35μm，壁甚厚，孔沟明显。②木纤维较细长，两端尖，壁不甚厚。③石细胞较多，呈类圆形、长圆形、类方形或不规则形，长60～160μm，壁厚，孔沟有时分叉。④网纹导管多见，具缘纹孔及环纹导管较少。⑤木栓细胞棕黄色，多角形。⑥淀粉粒多单粒，类球形（图2-29）。

（三）理化鉴别

薄荷

化学定性鉴别：取本品叶的粉末少量，经微量升华得油状物，镜检，有针簇状薄荷醇结晶析出；加硫酸2滴及香草醛结晶少量，初显黄色至橙黄色，再加水1滴，即变紫红色（检查挥发油成分）。

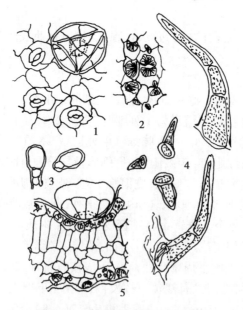

图2-28　薄荷叶粉末显微特征图
1. 下表皮细胞碎片（示腺鳞、气孔）　2. 橙皮苷结晶
3. 腺毛　4. 非腺毛　5. 叶肉组织

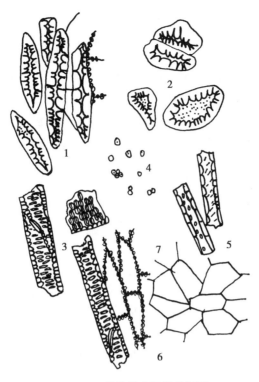

图2-29　黄芩粉末显微特征图

1.韧皮纤维　2.石细胞　3.导管　4.淀粉粒　5.木纤维

6.纺锤形木薄壁细胞　7.木栓细胞

【作业】

(1)写出下列药材的性状特征:薄荷、黄芩、丹参、广藿香。

(2)绘薄荷茎的横切面组织简图及黄芩粉末图。

(3)记录理化鉴别结果。

【思考题】

(1)试述生药黄芩颜色变化与化学成分的关系。由此种关系说明黄芩在储存、炮制时应注意些什么?

(2)唇形科药材在性状、显微、理化方面有哪些共同的特征?

(3)如何进行叶的表面制片?

【附图】

见图2-28、图2-29。

实验19　双子叶植物生药(13)

【目的要求】

(1)了解药材洋金花的理化鉴别方法。

(2)熟悉茄科、玄参科生药的性状特征。

(3)掌握药材洋金花、地黄的显微鉴别特征。

【仪器、试剂及材料】

（1）仪器：显微镜、锥形瓶、烧杯、试管、滴管、漏斗、玻璃板。

（2）试剂：水合氯醛液、稀甘油、乙醇、三氯甲烷、石油醚、甲醇、乙酸乙酯、发烟硝酸、1%硫酸溶液、固体氢氧化钾、蒸馏水。

（3）材料

1）药材标本：洋金花、枸杞子、地黄、毛花洋地黄叶、玄参。

2）制片及粉末：毛花洋地黄叶、地黄根部的横切面永久制片及洋金花、地黄粉末。

【实验内容】

（一）性状鉴别

以生药性状鉴别方法，仔细观察以下药材，观察：

（1）洋金花：通常皱缩成条状。黄棕色或灰棕色。湿润展平后，花萼筒长约5cm，先端5裂，花冠长12～13cm，顶端5裂，具纵脉5条，表面微具毛茸；花冠喇叭状，顶端5浅裂，裂片先端有短尖，短尖下有明显的纵脉纹3条，两裂片之间微凹，剖开，内有雄蕊5枚，花丝1/2贴于花冠筒；雌蕊1枚。晒干品质脆易碎，气微；烘干品质柔韧，气特异，味微苦。

（2）枸杞子：纺锤形或椭圆形，长0.6～2cm，直径3～10mm。表面鲜红色或暗红色，具不规则皱纹。一端有白色的果柄痕，另一端有花柱痕迹。质柔软而滋润。内藏种子多数，黄色，扁平似肾形。气微，味甜、微酸。嚼之唾液呈红黄色。

（3）地黄

1）鲜生地黄：呈纺锤形或圆条状，长8～24cm，直径2～9cm。表面浅红黄色，具弯曲皱纹、横长皮孔及不规则瘢痕。肉质，断面淡黄白色，可见橘红色油点，中部有放射状纹理。气微，味微甜。

2）生地黄：多呈不规则的团块或长圆形，中间膨大，两头稍细，长6～12cm，直径3～6cm。有的细小，长条状，稍扁而扭曲。表面灰黑色或棕灰色，极皱缩，具不规则的横曲纹。体重，质较软，断面灰黑色、棕黑色或乌黑色，微有光泽，具黏性。味微甜。

3）熟地黄：表面及内部乌黑色，有光泽，黏性大，质柔软。余同生地黄。

（4）毛花洋地黄叶：多皱缩，破碎，完整叶片展平后呈长披针形或倒长披针形，长5～30cm，宽2～5cm，全缘，叶缘下部有时有毛，上表面暗绿色，微有毛，下表面灰绿色，叶脉显著下突，无柄。基生叶的叶缘略呈波状弯曲，基部渐狭呈翼状，无柄。气微香，味微苦。

（5）玄参：圆柱形，有的微弯曲，长6～20cm，直径1～3cm。表面灰黄色或灰褐色，有不规则的纵沟、横向皮孔及稀疏的横裂纹和须根痕。质坚实，不易折断，断面黑色，微有光泽。气特异似焦糖，味甘、微苦。

（二）显微鉴别

1. 横切面　观察以下生药的横切面永久制片，注意组织构造特征。

（1）地黄根横切面：①木栓层为数列细胞。②皮层薄壁细胞排列疏松；散有多数分泌细胞，含橘黄色油滴，偶有石细胞。③韧皮部分泌细胞较少。④形成层成环。⑤木质部射线较宽，导管稀疏，排列成放射状。薄壁组织中有草酸钙簇晶和砂晶。

（2）毛花洋地黄叶主脉横切面：①上表皮细胞类圆形或略呈方形，外被角质层；下表皮细胞较小，略扁圆形，有较多气孔与毛茸。②栅栏细胞不明显，略为1列短柱形细胞，海绵细胞8～10列。③主脉上面凹陷，下面显著突出，维管束外韧型，木质部呈新月形，导管常3～10个排列成行，韧皮部较窄。维管束周围有厚角细胞包围。主脉上、下表皮内侧有1～

2 列厚角细胞。

2. 粉末鉴别 按粉末制片方法进行制片，观察：

（1）洋金花：粉末黄棕色。①花粉粒类球形或长圆形，直径 42～65μm，表面有条纹状雕纹。②花萼非腺毛 1～5 个细胞，壁具疣状突起，腺毛头部 1～5 个细胞，柄 1～5 个细胞。花冠裂片边缘非腺毛 1～10 个细胞，壁微具疣状突起。花丝基部非腺毛粗大，1～5 个细胞，基部直径约至 128μm，顶端钝圆。③花萼、花冠薄壁细胞中有草酸钙砂晶、方晶及簇晶（图 2-30）。

（2）地黄：①木栓细胞多为棕黑色。薄壁细胞中常含有棕色类圆形核状物，有时可见草酸钙方晶。②分泌细胞含橙黄色油滴或橙黄色颗粒状物。有网纹及具缘纹孔导管（图 2-31）。

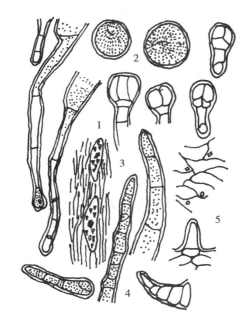

图 2-30 洋金花粉末显微特征图

1. 腺毛 2. 花粉粒 3. 砂晶与簇晶 4. 非腺毛 5. 薄壁组织

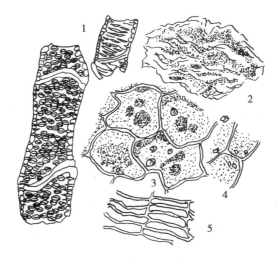

图 2-31 地黄粉末显微特征图

1. 导管 2. 薄壁组织细胞 3. 分泌细胞 4. 草酸钙方晶 5. 木栓细胞

（三）理化鉴别

洋金花

化学定性鉴别（Vitali 反应）：取本品粉末 4g 置锥形瓶中，加乙醇 15ml，振摇 15 分钟，滤过，滤液蒸干，残留物加 1% 硫酸 2ml 溶解，搅拌后滤过，滤液加氨试液使成碱性，用三氯甲烷 2ml 振摇提取，分取三氯甲烷液，蒸干，加发烟硝酸 5 滴，蒸干得黄色残留物，冷后加醇制氢氧化钾溶液 2～3 滴，显深紫色，渐变为暗红色，再加固体氢氧化钾少许，则紫色复现（检查莨菪烷类生物碱成分）。

【作业】

（1）写出下列药材的主要性状特征：洋金花、地黄、玄参。

（2）绘药材地黄及洋金花的粉末图。

（3）记录理化鉴定结果。

【思考题】

（1）花类药材最重要的显微鉴别特征是什么？

（2）试比较地黄和熟地黄的性状特征。

（3）地黄与玄参药材炮制后变黑，为什么？

【附图】

见图 2-30、图 2-31。

实验 20　双子叶植物生药（14）

【目的要求】

（1）熟悉茜草科、忍冬科、葫芦科等常用生药的性状鉴别特征。

（2）掌握药材金银花、天花粉的显微鉴别特征。

【仪器、试剂及材料】

（1）仪器：显微镜、临时制片工具。

（2）试剂：水合氯醛液、稀甘油、乙醇、甲醇、蒸馏水。

（3）材料

1）药材标本：钩藤、巴戟天、茜草、栀子、金银花、山银花、天花粉、瓜蒌、罗汉果。

2）制片及粉末：天花粉根的横切面永久切片及金银花、天花粉粉末。

【实验内容】

（一）性状鉴别

以生药性状鉴别方法，仔细观察以下药材，注意：

（1）钩藤：茎枝呈圆柱形或类方柱形，长 2～3cm，直径 2～6mm。表面红棕色至紫红色或棕褐色，光滑无毛，枝上具对生两个向下弯曲的钩或仅一侧有钩，长 1～2cm，先端渐尖。体轻，质硬，断面外层棕红色，髓部淡棕色或淡黄色。气无，味淡。

（2）巴戟天：根呈扁圆柱形，略弯曲。表面灰黄色或暗灰色，具纵纹及横裂纹，皮部有时横向断离，露出木部，呈串节状。质韧，断面皮部厚，紫色或淡紫色，易与木部剥离，木部黄棕色或黄白色。无臭，味甜而微涩。

（3）茜草：根呈圆柱形，有的弯曲，长 15～20cm，直径 1～1.5cm。表面红棕色或棕色，有细纵皱纹及细根痕。有时皮部剥落而呈黄红色。质脆，易折断，断面粉红色，平坦。气微,味微苦,久嚼刺舌。

(4)栀子:果实倒卵形、椭圆形或长椭圆形。表面红棕色或红黄色,微有光泽,有翅状纵棱5～8条,每二翅棱间有纵脉1条,并有稀网脉纹分布,顶端有暗黄绿色残存宿萼,先端有5～8条长形裂片,裂片多碎断,末端有圆形果柄痕。果皮薄而脆,内表面鲜黄色或红黄色,有光泽,具隆起的假隔膜2～3瓣。折断面鲜黄色,种子多数,扁椭圆形或扁矩圆形,聚成球状团块,棕红色,表面有细而密的凹入小点;胚长形,具心形子叶2片,胚根直立。气微,味微酸苦。

(5)金银花

忍冬:花蕾棒槌状,上粗下细、略弯曲,长2～3cm,上部直径约3mm,下部直径约1.5mm。表面黄白色或绿白色,久贮色渐深,密被短柔毛。花萼绿色,先端5裂,裂片有少量毛。开放者花冠筒状,先端二唇形。雄蕊5个,附于筒壁,黄色。雌蕊1个。气清香,味淡、微苦。

(6)山银花

1)灰毡毛忍冬:呈棒状而稍弯曲,长3～4.5cm,上部直径约2mm,下部直径约1mm。表面绿棕色至黄白色。总花梗集结成簇,开放者花冠裂片不及全长之半。质稍硬,手捏之稍有弹性。气清香。味微苦甘。

2)红腺忍冬:长2.5～4.5cm,直径0.8～2mm。表面黄白至黄棕色,无毛或疏被毛,萼筒无毛,先端5裂,裂片长三角形,被毛,开放者花冠下唇反转,花柱无毛。

3)华南忍冬:长1.6～3.5cm,直径0.5～2mm。萼筒和花冠密被灰白色毛,子房有毛。

4)黄褐毛忍冬:长1～3.4cm,直径1.5～2mm。花冠表面淡黄棕色或黄棕色,密被黄色茸毛。

(7)天花粉:不规则圆柱形,长8～16cm,直径1.5～5.5cm。表面黄白色或淡棕黄色,有纵皱纹、细根痕及略凹陷的横长皮孔,有的有黄棕色外皮残留。质坚实,断面白色或淡黄色,富粉性,横切面可见黄色木质部,略呈放射状排列。气微,味微苦。

(8)瓜蒌:类球形或宽椭圆形,长7～15cm,直径6～10cm。表面橙红色或橙黄色,皱缩或较光滑,顶端有圆形的花柱残基,基部略尖,具残存的果梗。质脆,易破开,内表面黄白色,有红黄色丝络,果瓤橙黄色,黏稠,与多数种子黏结成团。具焦糖气,味微酸、甜。

(9)罗汉果:果实呈卵形、椭圆形或球形,长4.5～8.5cm,直径3.5～6cm。表面褐色、黄褐色或绿褐色,有深色斑块和黄色柔毛,有的具6～11条纵纹。顶端有花柱残痕,基部有果梗痕。体轻,质脆,果皮薄,易破。果瓤(中、内果皮)海绵状,浅棕色。种子扁圆形,多数,长约1.5cm,宽约1.2cm;浅红色至棕红色,两面中间微凹陷,四周有放射状沟纹,边缘有槽。气微,味甜。

(二)显微鉴别

1.**横切面** 观察以下生药的横切面永久制片,注意组织构造特征。

天花粉根横切面:①木栓层内侧有断续排列的石细胞环。②韧皮部较窄。③木质部宽广,导管成群,也有单个散在,导管群内侧常有小片内涵韧皮部。薄壁细胞含淀粉粒。

2.**粉末鉴别** 按粉末制片方法制片,观察:

(1)金银花:粉末浅黄色。①腺毛有两种,一种头部呈倒圆锥形,顶部略平坦,由10～33个细胞排成2～4层,腺柄1～5个细胞,另一种头部呈类圆形或扁圆形,较小,由6～20个细胞组成,腺柄2～4个细胞。②非腺毛为单细胞,有两种;一种长而弯曲,壁薄,有微细疣状突起。另一种非腺毛较短，壁稍厚，具壁疣，有的具单或双螺纹。③花粉粒众多，黄色，球形，外壁具细刺状突起，萌发孔 3 个。④柱头顶端表皮细胞呈绒毛状。薄壁细胞中含细小草酸钙簇晶（图 2-32）。

（2）天花粉：①石细胞类方形或很不规则，边缘常有短角状突起或分枝状，长至 250μm，直径 27～72μm。②导管直径至 465μm。③淀粉单粒直径 6～48μm，复粒由 2～9 分粒组成。④木栓细胞类方形（图 2-33）。

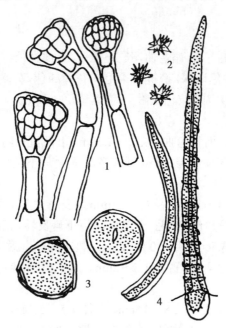

图 2-32　金银花粉末显微特征图
1. 腺毛　2. 草酸钙簇晶　3. 花粉粒　4. 非腺毛

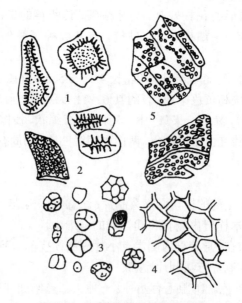

图 2-33　天花粉粉末显微特征图
1. 石细胞　2. 导管　3. 淀粉粒　4. 木栓细胞　5. 含淀粉粒的木薄壁细胞

【作业】

（1）写出下列药材的性状特征：金银花、天花粉、瓜蒌。

（2）绘药材金银花及天花粉的显微粉末图。

【思考题】

（1）金银花和洋金花的粉末特征有什么区别？

（2）原植物栝楼有哪些部位作药用？分别称为什么？

【附图】

见图2-32、图2-33。

实验21　双子叶植物生药（15）

【目的要求】

（1）了解红花的理化鉴别方法。

（2）熟悉桔梗科、菊科生药的性状特征。

（3）掌握桔梗、红花的显微特征。

【仪器、试剂及材料】

（1）仪器：显微镜、带塞试管、滤纸。

（2）试剂：水合氯醛液、稀甘油、乙醇、蒸馏水。

（3）材料

1）药材：桔梗、党参、南沙参、半边莲、茵陈、红花。

2）组织切片和粉末：桔梗根横切片，桔梗、红花粉末。

【实验内容】

（一）性状鉴别

以生药性状鉴别方法，仔细观察以下药材，注意：

（1）桔梗：圆柱形或略呈纺锤形，有的有分枝。表面白色或淡黄白色，有皱沟、横纹及根痕。质脆，断面不平坦，有裂隙，形成层环棕褐色。木部淡黄白色。气微，味微甜而后苦。

（2）党参：长圆柱形。表面黄棕色。根头部有疣状突起的茎痕和芽（习称"狮子盘头"），有纵皱纹及皮孔样突起。支根脱落处有黑褐色胶状物。质稍硬或略韧，断面稍平坦，有裂隙，形成层环明显。有特殊香气，味微甜。

（3）南沙参：根圆锥形或圆柱形。表面黄白色或淡黄棕色，有横纹和纵沟。体轻，质松泡，易折断，断面黄白色，多裂隙。气微，味微甘。

（4）半边莲：根茎与根淡黄色。茎细长，有分枝，节明显，可见附生细根。叶互生，无柄，披针形，边缘具疏而浅的齿。花单生于叶腋，花冠基部筒状，上部5裂，偏向一边，浅紫红色。气微特异，味微甘而辛。

（5）茵陈

1）绵茵陈：多卷曲成团，灰白或灰绿色，绵软如绒。叶多为二至三回羽状深裂，全缘。茎细小，质脆，易折断。气微香，味微苦。

2）花茵陈：茎成圆柱形，多分枝。表面淡紫色，被短柔毛，体轻，质脆，断面类白色。下部叶二至三回羽状深裂，茎生叶一至二回羽状全裂。头状花序。瘦果长圆形，黄棕色。气芳香，味微苦。

(6) 红花：不带子房的管状花。红色。花冠筒细长，先端 5 裂，雄蕊 5 枚，花药聚合成筒状，黄白色，柱头外露，微分叉。质轻，柔润，气微香，味微苦。

（二）显微鉴别

1. 横切面　观察以下生药的横切面永久制片，注意组织构造特征。

桔梗根横切面：①木栓细胞有时残存，细胞中含有草酸钙小棱晶。②皮部窄，常见裂隙。③韧皮部乳管群散在，壁略厚，内含微细的颗粒状黄棕色物。④形成层成环。⑤木质部导管单个散在或数个相聚，呈放射状排列。⑥薄壁细胞含有菊糖。

2. 粉末鉴别　按粉末制片方法进行制片，观察：

(1) 桔梗：粉末米黄色。①用水合氯醛装片（不加热）观察，薄壁细胞中的菊糖团块多呈扇形。②乳汁管连接成网状，内含浅黄色油滴及颗粒状物。③梯纹、网纹及具缘纹孔导管直径 16～72μm。④木薄壁细胞端壁细胞波状弯曲（图 2-34）。

(2) 红花：粉末橙黄色。①分泌细胞呈长管状，直径 5～66μm，充满黄色或红棕色分泌物。②花粉粒深黄色，类球形或长球形，直径 39～84μm，具 3 个萌发孔，外壁有短刺及疣状雕纹。③花柱碎片深黄色，柱头顶端表皮细胞分化成单细胞毛，呈圆锥形，先端尖。④草酸钙结晶方形或长方柱形。⑤花冠片顶端表皮细胞短柔毛状（图 2-35）。

（三）理化鉴别

红花

化学定性鉴别：取本品 1g，加乙醇 10ml，浸渍。倾取浸出液，于浸出液内悬挂一滤纸条，5 分钟后把滤纸条放入水中，随即取出，滤纸条上部显淡黄色，下部显淡红色。

【作业】

(1) 写出桔梗、党参、茵陈、红花的主要性状特征。

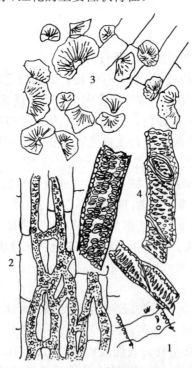

图 2-34　桔梗粉末显微特征图
1. 木栓细胞　2. 乳管群　3. 菊糖　4. 导管

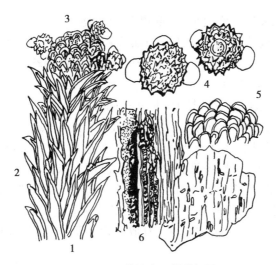

图2-35　红花粉末显微特征图

1.柱头碎片　2.柱头表皮细胞　3.柱头顶端细胞　4.花粉粒
5.花冠表皮细胞　6.分泌细胞

（2）绘桔梗、红花粉末图。

（3）记录理化鉴别结果。

【思考题】

（1）桔梗科药材在化学成分、显微鉴别方面有何共性特征？

（2）如何从性状上区别桔梗与南沙参？

（3）红花的主要显微鉴别特征是什么？

【附图】

见图2-34、图2-35。

实验22　双子叶植物生药（16）

【目的要求】

（1）熟悉菊科生药的性状特征。

（2）掌握苍术、木香、青蒿的显微特征。

（3）掌握木香的理化鉴别方法。

【仪器、试剂及材料】

（1）仪器：显微镜、蒸发皿。

（2）试剂：水合氯醛液、稀甘油、5% α-萘酚溶液、10%硫酸溶液、乙醇。

（3）材料

1）药材标本：苍术、木香、紫菀、青蒿、白术、菊花、款冬花。

2）制片及粉末：茅苍术根茎、木香根横切面永久制片，青蒿叶表面制片及茅苍术、木香粉末。

【实验内容】

（一）性状鉴别

以生药性状鉴别方法,仔细观察以下药材,注意：

（1）青蒿：茎圆柱形。表面黄绿色,有纵棱,断面有髓。叶互生,易碎,三回羽状深裂,两面被毛。头状花序,球形。气香特异。味微苦,有清凉感。

（2）苍术:茅苍术根茎呈连珠状或结节状圆柱形。表面灰黄色或棕黑色,可见须根、皱纹。质坚脆,易折断,断面可见"朱砂点",久置可析出白色丝状结晶(习称"起霜"或"吐脂")。气香特异,味微甘、辛、苦。

北苍术呈疙瘩块状或结节状圆柱形,长 4～9cm,直径 1～4cm,表面黑棕色,除去外皮者黄棕色。质较疏松,断面散有黄棕色油室。香气较淡,味辛、苦。

（3）白术:不规则团块。表面灰黄色,有瘤状突起及沟纹,顶端残留有茎及芽痕。质坚硬,不易折断,断面黄白色,有棕黄色点状油室。气清香,味甘、微辛,嚼之带黏性。

（4）木香:圆柱形或半圆柱形。表面黄棕色至灰棕色,可见皱沟、纵纹及侧根痕。质坚实,不易折断,断面不整齐或稍平坦,周边及中心部分灰黄色,其余大部分灰褐色至棕褐色,深褐色油室小点随处散在,形成层环棕色,有放射状纹理,老根木部中心多枯朽成空洞。气香特异(羊膻气),味微苦。

（5）菊花:花序扁球形、不规则的球形或稍压扁,总苞由 3～4 层苞片组成,外围为数层舌状花,中央为管状花,黄白色。气清香,味甘、微苦。

（6）款冬花:花蕾长圆棒状,又称"连三朵"。鳞片状苞片外紫红色,内被白色絮状茸毛,中央有舌状及管状花。体轻质韧,折断面毛外露。气清香,味微苦、辛。

（7）紫菀:根茎呈不规则的块状。表面紫棕色或灰红色。顶端留有茎基及叶柄残痕,下端簇生细根,多编成辫状。质柔韧,断面灰白色,有紫边。气微香,味甜、微苦。

（二）显微鉴别

1. 横切面　观察以下生药的横切面永久制片,注意组织构造特征。

（1）茅苍术根茎横切面:①木栓层为 10～40 层木栓细胞,其间夹有石细胞环带(硬栓部)3～8 条,每条环带由 2～3 层石细胞组成。②皮层中散有大型油室,直径达 450μm。③韧皮部较窄。④形成层成环。⑤木质部内侧有木纤维束,射线和髓部散有油室。⑥薄壁细胞中含有菊糖,并充塞有细小草酸钙针晶。

（2）木香根横切面:①木栓层为 2～6 层木栓细胞,其外时有残存的落皮层。②韧皮部较宽厚,筛管群明显;韧皮纤维束无或稀疏散在,或排列成 1～3 层。③形成层断续成环。④木质部导管单个散在或数个相连;木纤维少数,分布在导管周围或与导管相伴,近根中心纤维较多。⑤韧皮部及木射线中均有较大的油室散在,长径达 263μm,短径 254μm,常有黄色分泌物。⑥薄壁细胞中充满菊糖。

2. 按照表面制片方法,撕取青蒿叶表皮封片,观察:

青蒿叶片表面观:①上下表皮细胞垂周壁波状弯曲,脉脊上的表皮细胞呈窄长方形。②气孔不定式。③丁字形(T 形)非腺毛,柄 3～8 个细胞单列,基部柄细胞较大;单个臂细胞呈丁字形着生,两臂不等长。④腺毛椭圆形,由 2 个半圆形细胞相对排列(图 2-36)。

3. 粉末鉴别　按粉末制片方法制片,观察:

（1）茅苍术:粉末棕色。①木栓石细胞众多,单个散在或数个成群,多角形、圆多角形或长方形,直径 20～80μm,壁较厚,胞腔内常含有黄色物质,有的含针晶。②木纤维大多成束,长梭形,直径 19～40μm,壁甚厚,孔沟明显。③草酸钙针晶甚多,极细,散在或充塞于薄壁细胞中。④油室多破碎,有的细胞中含有淡黄色挥发油。⑤网纹导管多见,也有具缘纹孔导管,直径约至 48μm。⑥木栓细胞淡黄色,有的木栓细胞相连。⑦菊糖略呈扇形或不规则形,常与草酸钙针晶粘连(图 2-37)。

（2）木香：粉末黄绿色，有特异香气。①菊糖碎块众多，有时可见表面显放射状纹理。②木纤维多成束，黄色，长梭形，直径16～24μm，壁非木化，纹孔横裂孔状或十字状、人字形。③导管主为网纹导管，亦有具缘纹孔导管，直径30～90μm。④油室碎片有时可见，内含有黄色或棕色分泌物。⑤木栓细胞性状不一，壁薄，淡黄棕色，垂周壁有时呈微波状弯曲（图2-38）。

（三）理化鉴别

木香

化学定性鉴别：取本品切片，经70%乙醇浸软后，加5% α-萘酚溶液与硫酸溶液各1滴，即显紫色（检查菊糖）。

【作业】

（1）写出生药苍术、木香、白术、菊花的主要性状特征。

（2）绘茅苍术根茎横切面简图及木香粉末图，及青蒿表面特征图。

（3）记录理化鉴别结果。

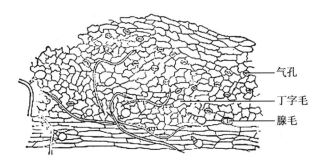

图2-36 青蒿表面特征图

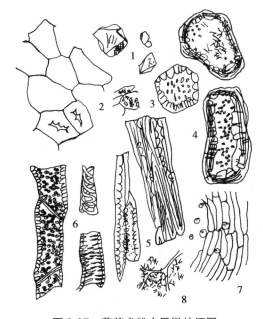

图2-37 茅苍术粉末显微特征图

1. 菊糖 2. 木栓石细胞及木栓细胞 3. 草酸钙方晶 4. 石细胞
5. 木纤维 6. 导管 7. 油室碎片 8. 草酸钙针晶

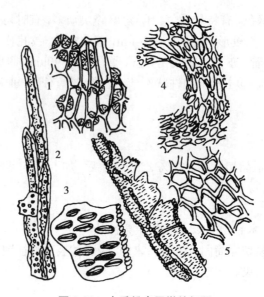

图 2-38　木香粉末显微特征图
1. 菊糖　2. 纤维　3. 导管　4. 油室　5. 木栓细胞

【思考题】

(1) 菊科药材在化学成分、显微鉴别方面有何特点?

(2) 苍术与白术药材在性状与显微鉴别方面有何不同?

(3) 具有木栓石细胞的药材有哪些?

【附图】

见图 2-36、图 2-37、图 2-38。

实验 23　单子叶植物生药(1)

【目的要求】

(1) 了解半夏的理化鉴别方法。

(2) 熟悉泽泻科、禾本科、棕榈科、百部科、天南星科、百合科等常用生药的性状特征。

(3) 掌握徒手制片方法及麦冬的显微特征。

【仪器、试剂及材料】

(1) 仪器:显微镜、滤纸、干燥箱。

(2) 试剂:水合氯醛液、稀甘油、甲醇、50% 乙醇、蒸馏水、0.2% 茚三酮试液。

(3) 材料

1) 药材:泽泻、薏苡仁、槟榔、血竭、天南星、半夏、百部、川贝母、麦冬、浙贝母、知母。

2) 组织切片及粉末:麦冬块根横切面永久制片及半夏、松贝、炉贝和麦冬粉末。

【实验内容】

(一) 性状鉴别

以生药性状鉴别方法,仔细观察下列药材,注意:

(1) 泽泻:块茎类球形、椭圆形。表面黄白色或淡棕色,有沟纹、须根痕以及茎、芽痕。
质坚实,断面黄白色,粉性,有多数细孔。气微,味微苦。

（2）薏苡仁：种仁矩圆形。表面乳白色，光滑，先端钝圆，基部宽而微凹，背部圆凸，腹部有纵沟。质坚实，断面粉白色。气微，味微甜。

（3）槟榔：种子圆锥形或扁球形。顶端钝圆，基部平宽，表面淡黄棕色或黄棕色，有网状纹理，底部有珠孔，其旁有种脐。质坚硬，断面可见棕白相间大理石样花纹。气微，味涩，微苦。

（4）天南星：块茎呈扁球形。表面淡黄色或淡棕色，中心有浅凹的茎痕，周围有麻点状须根痕。质坚硬，不易破碎，断面白色，粉性。气微，味辛，麻舌刺喉。

（5）半夏：块茎稍偏斜，类球形。表面乳白色或淡黄色，中间有凹窝，周围密布麻点状须根痕。下端钝圆，较光滑。质坚实，断面白色，粉性。气微。味辛辣，麻舌而刺喉。

（6）百部

1）直立百部：块根呈纺锤形。表面黄白色或土黄色，有纵沟和横皱纹。质脆。受潮韧软，断面黄白色，角质样。中柱扁小。气微，味甘、微苦。

2）蔓生百部：块根两端稍狭细。表面淡灰白色，不规则皱褶及横皱纹。味较苦。

3）对叶百部：块根呈长纺锤形或长条形。表面淡黄棕色或灰棕色，具浅纵皱纹或不规则纵槽。质坚实，断面黄白色至暗棕色，中柱较圆而大，髓类白色。

（7）川贝母

1）松贝：类圆锥形。表面类白色，外层鳞叶两瓣，大小悬殊，大瓣紧抱小瓣，未抱部分呈新月形，习称"怀中抱月"，顶端抱合，内有心芽和小鳞叶。质硬而脆。断面白色，富粉性。气微。味微苦。

2）青贝：类扁球形。表面灰黄色。外层鳞叶两瓣大小相近，相对抱合不紧，习称"观音合掌"，顶端开口。气微。味微苦。

3）炉贝：较大，长锥形或卵圆形。表面类白色或淡棕黄色，常见棕色斑点，习称"虎皮斑"。外层鳞叶两瓣，大小相近，顶端开口，基部稍尖。气微，味微苦。

4）栽培品：呈类扁球形或短圆柱形，高 0.5～2.5cm，直径 1.0～3.0cm。表面类白色或浅棕黄色，稍粗糙，有的具浅黄色斑点。外层鳞叶 2 瓣，大小相近，顶部多开裂而较平。

（8）浙贝母

1）大贝：单瓣鳞叶，呈新月形。外表面类白色至淡黄色，内表面白色或淡棕色，被有白色粉末。质硬脆，断面白色，粉性。气微，味微苦。

2）珠贝：完整鳞茎，扁球形。表面类白色，外层 2 枚鳞叶肥厚，略呈肾形，相对抱合，中央有 2～3 枚皱缩的小鳞叶或残茎。

（9）麦冬：纺锤形，两端尖。表面黄白色，一端常有细小中柱外露。质柔韧，干后质硬脆。断面类白色，半透明，中央有细小中柱。气微香，味微甘、微苦。嚼之有黏性。

（10）知母：根茎长条状。表面黄棕色至棕色。一端残留淡黄色叶基（习称"金包头"），上方有一纵沟，具紧密排列的环节，节上残存叶基，有根痕。质硬，易折断，断面黄白色。气微。味微甜、略苦，嚼之带黏性。

（11）血竭

1）原装血竭：药材呈四方形或不定形块状，大小不等，表面铁黑色或红色，常附有因摩擦而成的红粉。断面有光泽或粗糙而无光泽，黑红色，研成粉末血红色。气微，味淡。

2）加工血竭（手牌、皇冠牌）：略呈扁圆四方形，直径 6～8cm，厚约 4cm，重 250～280g。表面暗红色或黑红色，有光泽，底部平圆，顶端有包扎成型时所成的纵褶纹。质硬而脆，破碎面红色而粉末呈砖红色。

（二）显微鉴别

1. 横切面　按徒手制片方法，反复练习切片，挑取最薄片制麦冬横切面片，并结合观察麦冬的横切面永久制片，注意组织构造特征。

麦冬块根横切面：①表皮为 1 层长方形细胞；根被为 3～5 层细胞，壁木化。②皮层宽广，其间有类长圆形分泌细胞；黏液细胞中含有草酸钙针晶束；内皮层外侧有 1～2 层石细胞，内壁及侧壁增厚，纹孔细密；内皮层细胞较小，类方形或类长方形，壁木化增厚，通道细胞壁薄，非木化。③中柱占根的 1/5～1/8；中柱鞘为 1～2 层薄壁细胞；韧皮部束 15～24 个，与木质部束相间排列，各束木质部内侧由木化组织连接成环层。④髓薄壁细胞类圆形，非木化。

2. 粉末鉴别　按粉末制片方法进行，制以下粉末片，观察：

（1）半夏：粉末类白色。①淀粉粒极多，单粒类圆形、半圆形或圆多角形，直径 2～20μm，脐点裂缝状、人字状或星状；复粒由 2～6 分粒组成。②草酸钙针晶多，散在或成束存在于椭圆形黏液细胞中，针晶长 20～144μm。③螺纹导管直径 10～24μm，少数为环纹导管（图 2-39）。

（2）松贝：粉末类白色。①淀粉粒甚多，广卵形，长圆形或不规则圆形，有的边缘不平整或作分枝状，直径 5～64μm，脐点短缝状、点状、人字形、马蹄状，层纹隐约可见，半复粒较多，可见 2～4 个脐点，复粒少，由 2 分粒组成。②表皮细胞类长方形，垂周壁微波状弯曲，偶见不定式气孔，圆形或扁圆形。③螺纹导管直径 5～26μm（图 2-40）。

（3）炉贝：粉末类白色。①淀粉粒广卵形、贝壳形、肾形，直径约至 60μm，脐点人字形、星状或点状，层纹明显。②螺纹及网纹导管直径可达 64μm。③气孔长圆形，直径约至 61μm，副卫细胞 4～6 个。

（4）麦冬：粉末淡黄棕色。①草酸钙针晶成束或散在，长 24～50μm。②石细胞类方形或长方形，常成群存在，直径 30～64μm，长约 180μm，壁厚至 16μm，有的一边甚薄，纹孔甚密，孔沟较粗。③内皮层细胞长方形或长条形，壁增厚，木化，孔沟明显。④木纤维细长，末端倾斜，壁增厚，微木化。⑤导管及管胞多为单纹孔或网纹，少数为具缘纹孔导管，常与木纤维相连。

（三）理化鉴别

半夏

化学定性鉴别：取本品粉末 1g 置锥形瓶中，以 50% 乙醇 20ml 温浸 0.5 小时，滤过，滤液浓缩至 2ml，进行以下试验：滤液 1～1.5ml，加 0.2% 茚三酮试剂。煮沸数分钟，溶液显蓝紫色；取滤液点样于圆形滤纸上，以甲醇展开，喷 0.2% 茚三酮试剂，80℃烘干数分钟，显蓝紫色斑点（检查氨基酸成分）。

【作业】

（1）写出生药半夏、川贝母、麦冬的主要性状特征。

（2）绘麦冬块根横切面简图，半夏、松贝粉末图。

（3）记录理化鉴别结果。

【思考题】

（1）百合科药材含有何类化学成分？商品川贝母又分哪几种？其性状鉴别有何特征？

（2）天南星与半夏性状有何不同？

（3）在学习徒手制片时应注意什么？

【附图】

见图2-39、图2-40。

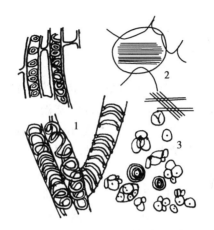

图2-39 半夏（块茎）粉末显微特征图
1. 导管 2. 黏液细胞及针晶束 3. 淀粉粒

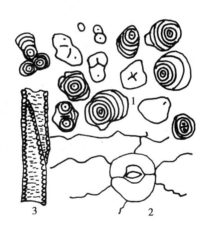

图2-40 松贝（暗紫贝母）粉末显微特征图
1. 淀粉粒 2. 气孔 3. 导管

实验24 单子叶植物生药（2）

【目的要求】

（1）了解天麻的理化鉴别方法。

（2）熟悉姜科、兰科、薯蓣科、鸢尾科等常用生药的性状特征。

（3）掌握砂仁、莪术、天麻的显微特征。

【仪器、试剂及材料】

（1）仪器：显微镜、显微制片用具、烧杯。

（2）试剂：水合氯醛液、稀甘油、甲醇、乙醇、碘液、蒸馏水。

（3）材料

1）药材：山药、西红花、砂仁、豆蔻、莪术、益智仁、石斛、钱皮石斛、天麻、白及。

2）组织切片及粉末：阳春砂种子、天麻块茎横切面永久制片及阳春砂、莪术、天麻粉末。

【实验内容】

（一）性状鉴别

以生药性状鉴别方法，仔细观察下列药材，注意：

（1）山药：根茎略呈圆柱形。表面淡黄色，有纵皱纹、须根痕。去皮者称"光山药"，表面白色，光滑细腻。质坚实，断面白色，粉质。气微，味淡、微酸，带黏性。

（2）西红花：柱头线形，三分叉。暗红色，上部较宽，顶端边缘有不整齐齿状，内有一断裂隙，下端可见黄色花柱。体轻，质松软。气特异，微有刺激性，味微苦。取本品入水后，可见橙黄色呈直线下降，并逐渐扩散，水被染成黄色，无沉淀，柱头呈喇叭状。

（3）砂仁：椭圆形或卵圆形，具不明显的三棱。表面红棕色，有网状纹理和短刺，内表面淡棕色，纵棱明显。种子团圆形或长圆形，分3瓣。种子外皮具膜质假种皮，较小端具种脐。质坚硬，种仁黄白色。气芳香而浓烈，味辛凉、微苦。

（4）莪术

1）广西莪术：长卵圆形。表面黄棕色，光滑，有须根和茎、芽痕。质坚实。断面浅棕色，皮层易与中柱分离。气香。味微苦、辛。

2）温莪术：长卵圆形或纺锤形。表面灰黄色，粗糙，环节凸起，可见刀削痕。质坚实而重。断面黄棕色，角质样。内皮层环明显，有点状维管束散在。气香，味苦、辛。

3）蓬莪术：长圆形或卵圆形。顶端尖，基部钝圆。表面土黄色，环节明显。断面深绿色。皮层与中柱易分离。气微香，味辛。

（5）石斛：金钗石斛圆柱形，呈"之"字形，节明显。表面金黄色或黄绿色，具纵沟及纵纹，节膨大，节上有叶柄痕及残存的膜质叶鞘。质较脆，断面疏松，有纤维状维管束。气微，味微苦而回甜，嚼之有黏性。

（6）铁皮石斛：习称"铁皮枫斗"，呈螺旋状或弹簧状，通常2～6个旋纹，茎拉直后长3.5～8cm，直径0.2～0.4cm；表面黄绿色或略带金黄色，具细纵皱纹，节明显，有时可见残留的灰白色叶鞘。气微，味淡，嚼之有黏性。

（7）天麻：长椭圆形，扁缩而稍弯曲。表面黄白色，略透明，顶端有残留的茎基（春麻）或顶芽（习称"鹦哥嘴"或"红小辫"）（冬麻），末端有圆脐形瘢痕（习称"肚脐眼"），表面有多轮横纹。质坚实，不易折断。断面平坦，角质样。气微。味甘、微辛。

（8）豆蔻

1）原豆蔻：呈类球形。表面白色或淡黄棕色，具3条钝棱，顶端及基部有黄色毛茸。果皮薄、木质，易开裂，种子团3瓣，易散碎。种子呈不规则多面体，背面略隆起，暗棕色，外被膜质假种皮，种脐圆形凹陷。气芳香，味辛、凉，略似樟脑。

2）印尼豆蔻：较小，有的表面微显紫棕色，种子瘦瘪，气味较弱。

（9）益智仁：果实椭圆形，两端稍尖。表面棕色或灰棕色，有纵向突起棱线。果实薄而较韧，与种子团紧贴。种子团被隔膜分为3瓣。种子呈不规则的多面形，具淡黄色假种皮。腹面有种脐。质硬，断面白色，粉性。气芳香，味辛，微苦。

（10）白及：不规则扁圆形或有爪状分枝。表面灰白色或黄白色。有凸起的茎痕，并有以茎痕为中心的数圈同心环节。节上有点状须根痕。质坚硬，断面类白色，半透明，角质样，可见点状维管束。味苦，嚼之黏性。

（二）显微鉴别

1. 横切面　观察以下生药的横切面永久制片，注意组织构造特征。

（1）阳春砂仁种子横切面：①假种皮为长形薄壁细胞，部分易脱落。②种皮表皮细胞1层，径向延长，壁厚，外被厚角质层。③下皮细胞1层，充满深红紫色物质。④油细胞切向延长，内含油滴。⑤色素层为数层切向延长的薄壁细胞；种脊处有维管束。⑥内种皮为1层径向延长的石细胞，内壁极增厚，非木化，胞腔偏上端，内含硅质块。⑦外胚乳细胞略成圆柱形，辐射状排列；内胚乳细胞略小，多角形，排列不规则，均含淀粉粒。⑧胚位于中央，细胞多角形而小，内含油状物与糊粉粒。

（2）天麻块茎横切面：①表皮有时残存；下皮为2～3层切向延长的栓化细胞。②皮层细胞10数层，较老块茎皮层与下皮相接处有2～3层椭圆形木化厚壁细胞，纹孔明显。③中柱大，维管束散列，周韧型，木质部有数个导管。④髓部细胞类圆形，具纹孔。⑤薄壁细胞含草酸钙针晶束，并含长圆形或类圆形多糖团块或颗粒。

2. 粉末鉴别　按粉末制片方法进行制片，观察：

（1）阳春砂：粉末红灰色。①种皮表皮细胞淡黄色或鲜黄色，常与下皮细胞上下层垂直排列，表面观呈长条形，直径9～54μm，长约至216μm，末端渐尖或钝圆。②下皮细胞类长方形，充满棕色或红棕色物，易破碎成色素块。③油细胞1层，断面观类长方形，有的含挥发油滴。④内种皮厚壁细胞成片，表面观多角形，壁厚，非木化，胞腔内含硅质块；断面观细胞1层，排成栅状，外壁薄，内壁极厚，胞腔偏外侧，内含硅质块。⑤外胚乳细胞类长方形或不规则形，胞腔内含众多细小的淀粉粒及草酸钙方晶（图2-41）。

（2）莪术：粉末淡黄色。①非腺毛碎片多见。②淀粉粒多糊化为团块状，未糊化的淀粉多为单粒，卵圆形，长25～40μm，宽15～24μm，具明显的层纹，脐点位于狭窄的一端。③螺纹、梯纹导管常见，木化。④可见木化的纤维。

（3）天麻：粉末黄白色。①木化厚壁细胞表皮观呈多角形或类椭圆形，直径70～190μm，壁厚3～8μm，纹孔明显。②草酸钙针晶成束或散在，长25～93μm。③有螺纹、网纹及环纹导管，直径8～33μm。④含糊化的多糖类物的薄壁细胞较大，无色或微灰棕色，有的隐约可见长卵形颗粒，无偏光现象，遇碘液呈棕色或淡棕紫色，遇水合氯醛则颗粒溶化（图2-42）。

（三）理化鉴别

天麻

化学定性鉴别：取本品粉末1g置烧杯中，加水10ml，浸渍4小时，随时振摇，滤过。滤液加碘液2～4滴，显紫红色至酒红色（检查天麻多糖成分）。

【作业】

（1）写出生药砂仁、莪术、天麻的主要性状特征。

（2）绘阳春砂横切面简图及天麻粉末图。

（3）记录理化鉴别结果。

【思考题】

（1）姜科药材在化学成分、显微鉴别方面有何共性特征？

（2）如何从性状和显微方面鉴别天麻的真假与优劣？

（3）各种莪术药材含有哪些成分？其主要成分是什么？

【附图】

见图2-41、图2-42。

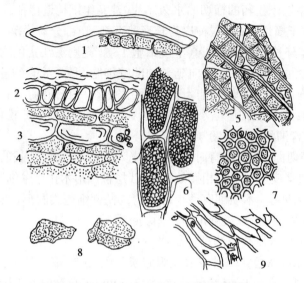

图2-41 砂仁（阳春砂种子）**粉末显微特征图**

1. 种皮表皮细胞（表面观） 2. 种皮表皮细胞（断面观） 3. 油细胞 4. 色素细胞 5. 下皮细胞

6. 外胚乳细胞及淀粉粒 7. 内种皮杯状细胞（表面观） 8. 色素块 9. 草酸钙结晶

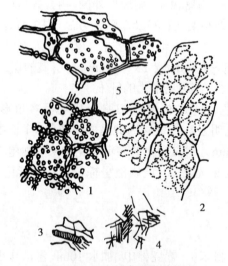

图2-42 天麻粉末显微特征图

1. 木化薄壁细胞 2. 含糊化多糖颗粒的薄壁细胞 3. 导管

4. 草酸钙针晶 5. 有纹孔的薄壁细胞

实验25 动物类生药(1)

【目的要求】

（1）了解鹿茸、全蝎、蟾酥的理化鉴别方法。

（2）熟悉所陈列生药的性状鉴别特征。

（3）掌握蟾酥的显微鉴别特征。

【仪器、试剂及材料】

（1）仪器：试管、吸管、超声波振荡器、漏斗、水浴锅、薄层色谱用具、烧杯、表面皿。

（2）试剂：水合氯醛试液、三氯甲烷、硫酸、醋酸酐、乙醇、冰醋酸、茚三酮试液、0.5%硫酸铜溶液、对二甲氨基苯甲醛固体、正丁醇、甲醇、碘试液、色谱滤纸。

（3）材料

1）药材：地龙、水蛭、珍珠、海螵蛸、全蝎、桑螵蛸、蟾酥、鹿茸。

2）粉末：蟾酥粉末。

【实验内容】

（一）性状鉴别

以生药性状鉴别方法，对下列生药进行观察。

（1）地龙

1）广地龙：全体呈长条薄片状，弯曲，长 15～20cm，宽 1～2cm。全体具明显环节。背部棕褐色至紫灰色，腹部浅黄棕色；第 14～16 环节为生殖带，习称"白颈"，较光亮。雄生殖孔在第 18 节腹部两侧，呈小突起状。受精囊孔 2 对，体轻，略呈革质，不易折断。气腥，味微咸。

2）沪地龙：全体长 8～15cm，宽 0.5～1.5cm。背部棕褐色至黄褐色。第 14～16 节为生殖带，较光亮。环毛蚓的雄交配腔能全部翻出，呈菜花状或阴茎状；威廉环毛蚓的雄交配腔孔呈纵向裂缝状；栉盲环毛蚓的雄生殖孔内侧有 1 或多个小乳头。受精囊 3 对。气微腥，味微咸。

（2）水蛭

1）蚂蟥：呈扁平纺锤形，有多数环节，长 4～10cm，宽 0.5～2cm。背部黑褐色或黑棕色，用水浸后，可见黑色斑点排成 5 条纵线；腹面棕黄色，两侧棕黄色。前端略尖，前吸盘不显著，后端钝圆，吸盘较大。质脆，易折断，断面胶质状。气微腥。

2）水蛭：扁长圆柱形，体多弯曲扭转，长 2～5cm，宽 0.2～0.3cm。

3）柳叶蚂蟥：狭长而扁，长 5～12cm，宽 0.1～0.5cm。

（3）珍珠：呈类球形、长圆形、卵圆形或棒形，直径 1.5～8mm。表面类白色、浅粉红色、浅黄绿色或浅蓝色，半透明，光滑或微凹凸，具特有的彩色光泽。质坚硬，破碎面现同心性层纹。气微，味淡。用火烧有爆裂声。

（4）海螵蛸

1）无针乌贼：呈扁长椭圆形，中间厚，边缘薄，厚约 1.3cm，背面瓷白色，有脊状隆起及不甚明显的小疣点；腹面白色，自尾端到中部有细密波状横层纹；角质缘半透明，尾部较宽平，无骨针。体轻，质松，易折断，断面粉质，显疏松层纹。气微腥，味微咸。

2）金乌贼：呈扁长椭圆形，背面疣点明显；略呈层状排列，腹面细密波状横层纹占全体大部分，中间有纵向浅槽；尾部角质缘渐宽，向腹面翘起，末端有一骨针，多已断落。味微咸。

（5）全蝎：头胸部与前腹部呈扁平长椭圆形，后腹部呈尾状，皱缩弯曲，完整者体长约 6cm。头胸部呈绿褐色，前面有一对短小的螯肢及一对较长大的钳肢，背面覆有梯形背甲，腹面有足 4 对，末端各具 2 爪钩；前腹部由 7 节组成，背面绿褐色，有 5 条隆脊线；后腹部 6

节，棕黄色，末节有锐钩状毒刺。气微腥，味咸。

（6）桑螵蛸

1）团螵蛸：略呈圆柱形或半圆柱形，宽 2～3cm，由多层膜状薄片叠成。表面浅黄褐色，上面带状隆起不明显，底面平坦或有凹沟。体轻，质松而韧，横断面可见外层为海绵状，内层为许多放射状排列的小室，室内各有 1 细小椭圆形卵，深棕色，有光泽。

2）长螵蛸：呈长条形，一端较细，宽 1～1.5cm，表面类黄色，上面带状隆起明显，带的两侧各有 1 条暗棕色浅沟及斜向纹理。质硬而脆。

3）黑螵蛸：略呈平行四边形，宽 1.5～2cm。表面灰褐色，上面带状隆起明显，两侧有斜向纹理，近尾端微向上翘。质硬而韧。

（7）蟾酥：呈扁圆形团块状或片块。棕褐色或红棕色。团块状者质坚，不易折断，断面棕褐色，角质状，微有光泽；片状者质脆，易碎，断面红棕色，半透明。气微腥，味初甜而后有持久的麻辣感，粉末嗅之作嚏。遇水泛出白色乳状液。

（8）鹿茸

1）花鹿茸：呈圆柱状分枝，外皮红棕色或棕色，光润，密生红黄色或棕黄色细茸毛；锯口黄白色，外围无骨质，中部密布细孔，体轻。具 1 个分枝者习称"二杠"，主枝习称"大挺"，长 17～20cm，锯口直径 4～5cm，离锯口约 1cm 处分出侧枝，习称"门庄"，长 9～15cm，直径较大挺略细。外皮红棕色或棕色，多光润，表面密生红黄色或棕黄色细茸毛，上端较密，下端较疏；分岔间具 1 条灰黑色筋脉，皮茸紧贴。锯口黄白色，外围无骨质，中部密布细孔。具二个分枝者，习称"三岔"，大挺长 23～33cm，直径较二杠细，略呈弓形，微扁，枝端略尖，下部多有纵棱筋及突起疙瘩；皮红黄色，茸毛较稀而粗。体轻。气微腥，味微咸。

二茬茸：主枝大挺长而不圆或下粗上细，下部有纵棱筋。皮灰黄色，茸毛较粗糙，锯口外围已骨化。体较重。无腥气，质较次。

2）马鹿茸：较花鹿茸粗大，分枝较多，外皮灰黑色。侧枝一个者习称"单门"，二个者习称"莲花"，三个者习称"三岔"，四个者习称"四岔"或更多。东北产者称"东马鹿茸"，西北产者称"西马鹿茸"。

东马鹿茸："单门"大挺长 25～27cm，直径约 3cm。外皮灰黑色，茸毛灰褐色或灰黄色，锯口面外皮较厚，灰黑色，中部密布细孔，质嫩；"莲花"大挺长可达 33cm，下部有棱筋，锯口面蜂窝状小孔稍大；"三岔"皮色深，质较老；"四岔"茸毛粗而稀，大挺下部具棱筋及疙瘩，分枝顶端多无毛，习称"捻头"。

西马鹿茸：大挺多不圆，顶端圆扁不一，长 30～100cm。表面有棱，多抽缩干瘪，分枝较长且弯曲，茸毛粗长，灰色或黑灰色。锯口色较深，常见骨质。气腥臭，味咸。

（二）显微鉴别

蟾酥：粉末淡棕色。制蟾酥甘油水装片，观察：粉末有半透明或淡黄色不规则形碎块，附有砂粒状固体。

1）浓硫酸装片观察：橙黄色，碎块四周渐小，变为透明的类圆形小块，表面显龟裂纹，久置渐溶解消失（图 2-43）。

2）水装片：加碘试液观察，不应含有淀粉粒，不得显蓝紫色。

（三）理化鉴别

1. 鹿茸

化学定性鉴别：取本品粉末 0.1g 置烧杯中，加水 4ml，加热 15 分钟，放冷，滤过。取滤液 1ml，加茚三酮试液 3 滴，摇匀，加热煮沸数分钟，显蓝紫色；另取滤液 1ml，加 10% 氢氧化钠溶液 2 滴，摇匀，滴加 0.5% 硫酸铜溶液，显蓝紫色（检查蛋白质和氨基酸）。

2. 全蝎

纸色谱：取粉末 1g，加水 10ml 冷浸过夜，滤液点于色谱用滤纸上，以正丁醇 - 冰醋酸 - 乙醇 - 水（4∶1∶1∶2）展开，展距 22cm，显色剂 0.5% 茚三酮丙酮液，斑点显紫色。

3. 蟾酥

化学定性鉴别

1）取粉末 0.1g 置试管中，加甲醇 5ml，浸泡 1 小时，滤过，滤液加对二甲氨基苯甲醛固体少许，再加硫酸数滴，滤液显蓝紫色（检查吲哚类成分）。

2）取粉末 0.1g 置试管中，加三氯甲烷 5ml，浸泡 1 小时，滤过，滤液蒸干，残渣加醋酸酐少许使溶解，滴加硫酸，初显蓝紫色，渐变蓝绿色（检查甾醇类成分）。

【作业】

（1）记录全蝎、鹿茸、蟾酥的主要性状特征。

（2）绘蟾酥粉末显微图。

（3）记录理化鉴别结果。

【思考题】

（1）如何鉴别花鹿茸与马鹿茸的性状特征？

（2）如何鉴别蟾酥的真伪？

【附图】

见图 2-43。

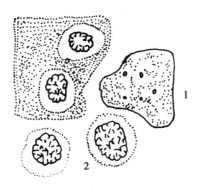

图 2-43　蟾酥粉末显微特征图
1. 用水合氯醛溶解　2. 浓硫酸加入，示逐渐溶解状态

实验 26　动物类生药（2）

【目的要求】

（1）了解麝香、牛黄的理化鉴别方法。

（2）熟悉所陈列生药的性状鉴别特征。

（3）掌握麝香的显微鉴别特征。

【仪器、试剂及材料】

（1）仪器：试管、酒精灯、烧杯、分液漏斗、超声波振荡器、漏斗、紫外线灯（365nm）、薄

层色谱用具、研钵。

（2）试剂：水合氯醛试液、三氯甲烷、盐酸、氢氧化钡试液、醋酸酐、硫酸、乙醇。

（3）材料

1）药材：斑蝥、僵蚕、哈蟆油、龟甲、鳖甲、蛤蚧、麝香、牛黄、羚羊角、阿胶。

2）粉末：麝香、牛黄粉末。

【实验内容】

（一）性状鉴别

以生药性状鉴别方法，对下列药材进行仔细观察。

（1）斑蝥

1）南方大斑蝥：呈长圆形，长 1.5～2.5cm，宽 0.5～1cm。头及口器下垂，有较大的复眼及触角各 1 对，触角多已脱落。背部具革质鞘翅 1 对，黑色，有 3 条黄色或棕黄色的横纹；鞘翅下面有棕褐色薄膜状内翅 2 片。胸腹部乌黑色，胸部有足 3 对。有特殊的臭气，刺激性强，不宜口尝。

2）黄黑小斑蝥：体型较小，长 1～1.5cm。

（2）僵蚕：略呈圆柱形，多弯曲皱缩。长 2～5cm，直径 0.5～0.7cm。表面灰黄色，被白色粉霜。头部较圆，黄棕色；体节明显，体腹有足 8 对；尾部略呈二分歧状。质硬而脆，易折断，断面平坦，中间有亮棕色或亮黑色呈角质状的丝腺环 4 个。气微腥，味微咸。

（3）龟甲：本品背甲及腹甲由甲桥相连，背甲稍长于腹甲。背甲呈长椭圆形拱状，外表面棕褐色或黑色，前端有颈盾 1 块，脊背中央有椎盾 5 块，两侧各有对称肋盾 4 块，边缘每边具缘盾 11 块，尾部具臀盾 2 块。腹甲呈板片状，近长方椭圆形，前端钝圆平截，后端具缺刻，两侧均有呈翼状向斜上方弯曲的甲桥（墙板）；外表面淡黄棕色至棕色，角盾片 12 块，每块具紫褐色放射状纹理；内表面黄白色至类白色，骨板 9 块，呈锯齿状嵌接。质坚硬。气微腥，味微咸。

（4）鳖甲：呈椭圆形或卵圆形，背面隆起。外表面黑褐色或墨绿色，具细网状皱纹及灰黄色或灰白色斑点，中间有一条纵棱，两侧各有左右对称的横凹纹 8 条，外皮脱落后可见锯齿状嵌接缝。内表面类白色，中部有突起的脊椎骨，颈骨向内卷曲，两侧各有肋骨 8 条，伸出边缘。质坚硬。

（5）蛤蚧：呈扁平片状，头颈部及躯干部长 9～18cm，头颈部占 1/3，尾部约与躯干部等长。头略呈扁三角状，两眼多凹陷呈窟窿，口内有细齿，无异型大齿，吻鳞不切鼻孔。腹背部呈椭圆形，背部呈灰黑色或银灰色，有黄白色或灰绿色斑点散在或密集成不显著的斑纹，脊椎骨及两侧肋骨突起。四足均具 5 趾，除第一趾外，均具爪，趾间仅具蹼迹，足趾底有吸盘。尾细而坚实，有不甚明显的 6～7 个银灰色环带。全身密被圆形或多角形微有光泽的细鳞。气腥，味微咸。

（6）哈蟆油：呈不规则块状，弯曲而重叠，长 1.5～2cm，厚 1.5～5cm。表面黄白色，呈脂肪样光泽，手摸之有滑腻感。在温水中浸泡体积可膨胀 10～15 倍。气腥，味微甘，嚼之有黏滑感。

（7）阿胶：呈扁长方形或方块形，黑褐色，有光泽。质硬而脆，断面光亮，碎片对光照视呈棕色半透明。气微，味微甘。

（8）麝香

1）毛壳麝香：呈扁圆形或类椭圆形的囊状体，直径 3～7cm，厚 2～4cm。开口面棕褐色，略平，密生灰白色或灰棕色短毛，从两侧围绕中心排列，中央有 1 小囊孔，直径 2～

3mm。另一面无毛，为棕褐略带紫色的皮膜，略有弹性。剖开后可见中层皮膜棕褐色，半透明，内层皮膜内含颗粒状、粉末状的麝香仁和少量细毛及脱落的内层棕色皮膜，习称"银皮"。

2）麝香仁：①野生者质软，油润，疏松；其中呈不规则球形或颗粒状者习称"当门子"，表面多呈紫黑色，油润光亮，微有麻纹，断面深棕色或黄棕色。粉末状者多呈棕褐色或黄棕色，并有少量"银皮"和细毛。②饲养麝香仁呈颗粒状、短条形或不规则的团块状；表面不平，紫黑色或深棕色，显油性，微有光泽。香气浓烈而特异，味微辣、微苦带咸。

（9）牛黄：分胆黄及管黄两种。胆黄呈卵形、类球形、三角形或四方体形，大小不一，管黄呈管状或碎片。表面黄红色至棕黄色，有的表面挂有一层黑色光亮的薄膜，习称"乌金衣"，有的粗糙，具疣状突起，有的具龟裂纹。体轻，质酥脆，易分层剥落，断面金黄色，可见细密的同心层纹。气清香，味苦而后甜，有清凉感，嚼之易碎，不粘牙。取本品少量，加清水调和，涂于指甲上，使指甲染黄色，习称"挂甲"。

人工牛黄，为土黄色疏松粉末，或呈不规则球形或块状，质轻，味微甜而苦，块状者断面无明显的层纹；气微清香，略有腥气，入口无清凉感；水溶液也能染指甲。

（10）羚羊角：呈长圆锥形，略呈弓形弯曲，类白色或黄白色。全角呈半透明，对光透视，上半段中央有一条隐约可辨的细孔道直通角尖，习称"通天眼"，角的下半段成空洞，嫩枝透视有"血丝"或紫黑色斑纹。嫩枝表面光润如玉，无裂纹，老枝则有细纵裂纹；除尖端部分外，有10~16个隆起环脊，间距约2cm，用手握之，四指正好嵌入凹处。基部锯口面类圆形，内有坚硬质重的骨塞，骨塞长约占全角的1/2或1/3，骨塞与外鞘呈现出锯齿状紧密嵌合。质坚硬。气微，味淡。

羚羊角镑片为横向类圆形或纵向长方形镑片，稍弯曲或卷成刨花状，白色，半透明。

（二）显微鉴别

（1）麝香：取麝香粉末，用水合氯醛液装片，不加热。观察：由多数形状不一的颗粒状团块状物聚集而成，黄色、淡黄棕色或暗棕色；可见包埋或散在有方形、柱形、八面体或不规则结晶，结晶透明或半透明，方形结晶直径10~16μm，柱状结晶长约至92μm。可见油滴散在或存在于团块中，半透明。偶见细毛或脱落的皮膜组织（图2-44）。

（2）牛黄：取牛黄粉末，用水合氯醛液装片，不加热。观察：有黄棕色小颗粒或不规则团块，稍放置，色素迅速溶解，并显鲜黄色，久置后变绿色（图2-45）。

（三）理化鉴别

1. 牛黄

化学定性鉴别

取本品粉末0.1g置试管中，加盐酸1ml及三氯甲烷10ml，充分振摇，混匀，三氯甲烷层呈黄褐色；分取三氯甲烷层，加氢氧化钡试液5ml，振摇，即生成黄褐色沉淀，分离除去水层和沉淀，取三氯甲烷层约1ml，加醋酸酐1ml，硫酸2滴，摇匀，放置，溶液呈绿色（检查结合型胆红素成分）。

2. 麝香

（1）物理反应

1）取毛壳麝香，用特制槽针从囊孔插入，转动槽针，取麝香仁，立即检视，槽内的麝香仁应有逐渐膨胀高出槽面的现象，习称"冒槽"。

2）取麝香仁粉末少量，置手掌中，加水润湿，用手搓之能成团，再用手轻揉即散，不应沾手、染手、顶指或结块。

3）取麝香仁少许，撒于炽热的坩埚中灼烧，初则迸裂，随即融化膨胀起泡似珠，香气浓烈四溢，应无毛、肉焦臭，无火焰或火星出现。灰化后，残渣呈白色或灰白色。

（2）化学定性鉴别

1）取麝香细粉加五氯化锑于研钵中共研，香气消失，加氨水少许共研，香气恢复（检查甾萜类成分）。

2）取滤纸条，悬挂浸入本品乙醇提取液中，1 小时后取出，干燥，在紫外线灯（365nm）下观察，上部亮黄色，中间青紫色，加 1% 氢氧化钠液变为黄色。

【作业】

（1）写出药材麝香、牛黄的主要性状特征。

（2）绘麝香、牛黄粉末显微特征图。

（3）记录牛黄、麝香的理化结果。

【思考题】

（1）名词解释：当门子、冒槽、乌金衣、挂甲、银皮。

（2）常见麝香伪品有哪些？如何鉴别？

（3）天然牛黄、培植牛黄、人工牛黄性状上有何不同？

【附图】

见图 2-44、图 2-45。

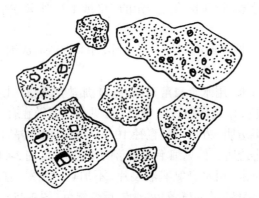

图 2-44　麝香粉末图

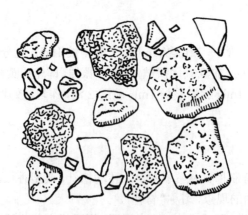

图 2-45　牛黄粉末图

实验 27　矿物类生药

【目的要求】

（1）熟悉朱砂、石膏的理化鉴别方法。

（2）掌握矿物类生药的性状鉴别特征。

【仪器、试剂及材料】

（1）仪器：铜片、酒精灯、蒸发皿、小漏斗、试管、玻片、药匙、具有小孔软木塞的试管、铂丝。

（2）试剂：盐酸、稀盐酸、硝酸、氢氧化钠试液、氯化钡试液。

（3）材料

1）药材：朱砂、雄黄、滑石、石膏、龙骨、芒硝。

2）粉末：朱砂粉末。

【实验内容】

（一）性状鉴别

按性状鉴别方法，观察以下药材。

（1）朱砂：全体呈颗粒状、粉末状或块片状。其中呈细小颗粒或粉末状，色红明亮者习称"朱宝砂"；呈不规则板片状，光亮如镜者习称"镜面砂"；颗粒较大，形如豆粒状者习称"豆瓣砂"。鲜红色或暗红色，条痕红色至褐红色，具光泽。体重，质脆，具金刚光泽。气微，味淡。

（2）雄黄：为块状或粒状集合体，呈不规则块状，深红色或橙红色，条痕淡橘红色，晶面具有金刚石样光泽。质脆，易碎，断面具树脂样光泽。微有特异的臭气，味淡。精矿粉为粉末状或粉末集合体，质松脆，手捏即成粉，橙黄色，无光泽。

（3）滑石：呈不规则块状，多为块状集合体。白色、黄白色或淡蓝灰色，半透明或微透明。条痕白色，有蜡样光泽。质软细腻，手摸有滑润感，无吸湿性，置水中不崩散。气微，味淡。

（4）石膏：呈长块状、板块状或不规则块状，为纤维状的集合体。白色、灰白色或淡黄色，条痕白色，有的半透明。体重，质软，纵断面具绢丝样光泽。气微，味淡。

（5）龙骨：呈骨骼状或已破碎为不规则的块状，大小不一。表面白色、灰白色或淡黄白色，还有蓝灰色及棕红色花纹，表面平滑，有小裂隙。质硬，断面粗糙，关节处有多数蜂窝状小孔。具吸湿性，以舌舔之有吸力。

（6）芒硝：为棱柱状、长方形或不规则块状及粒状结晶。无色透明或类白色半透明，条痕白色。暴露空气中则表面渐风化而覆盖一层白色粉末。质脆，易碎，断面呈玻璃样光泽。气微，味咸。

（二）理化鉴别

1. 朱砂

化学定性鉴别

1）取本品粉末，用盐酸湿润后，在光洁的铜片上摩擦，铜片表面显银白色光泽，加热烘烤后，银白色即消失（检查汞盐）。

2）取本品粉末 2g 于蒸发皿中，加盐酸 - 硝酸（3:1）的混合溶液 2ml 使溶解，蒸干，加蒸馏水 2ml 使溶解,滤过,滤液分置两个试管中,一管中加氢氧化钠试液 1~2 滴,产生黄色沉淀(检查汞盐);于另一管中加氯化钡试液,产生白色沉淀,分离,沉淀在盐酸或硝酸中均不溶解(检查硫酸盐)。

2. 石膏

化学定性鉴别:取本品一小块(约 2g),置具有小孔软木塞的试管内,灼烧,管壁有水生成,小块变为不透明体(结晶水逸出,含水硫酸钙变为无水硫酸钙)。

【作业】

(1)写出商品朱砂、雄黄、石膏的主要性状特征。

(2)记录朱砂、石膏理化鉴别的反应过程及鉴别原理。

【思考题】

(1)矿物类生药的性状鉴别包括哪些内容?

(2)什么是矿物的条痕、解理、断口、本色、外色、假色?

(3)矿物类生药的硬度测试有哪些方法?

实验 28　乌梢蛇的 DNA 提取和鉴定

【目的要求】

(1)了解聚合酶链式反应法鉴别乌梢蛇的原理。

(2)熟悉乌梢蛇的 DNA 提取方法。

【仪器、试剂及材料】

(1)仪器:PCR 仪、乳钵、离心管、恒温水箱、高速离心机、凝胶电泳仪、凝胶成像分析系统。

(2)试剂:1% 琼脂糖溶液、液氮、细胞核裂解液、0.5mol/L 乙二胺四乙酸二钠溶液、蛋白酶 K、RNA 酶溶液、裂解缓冲液、5mol/L 醋酸钾、1mol/L Tris- 盐酸溶液、无水乙醇、灭菌双蒸水、PCR 缓冲液、2.5mmol/L dNTP、核酸凝胶染色剂、GelRed、高保真 TaqDNA 聚合酶、鉴别引物 10μmol/L 5'GCGAAAGCTCGACCTAGCAAGGGGACCACA3'、10μmol/L 5'CAGGCTCCTCTAGGTTGTTATGGGGTACCG3'。

(3)材料:乌梢蛇供试品,乌梢蛇 *Zaocys dhumnades*(Cantor)的干燥体为对照药材。

【实验内容】

(1)模板 DNA 提取:取本品 0.5g,置乳钵中,加液氮适量,充分研磨使成粉末,取 0.1g 置 1.5ml 离心管中,加入消化液包括细胞核裂解液 200μl,0.5mol/L 乙二胺四乙酸二钠溶液 50μl,蛋白酶 K 20μl,RNA 酶溶液 5μl 共 275μl,在 55℃水浴保温 1 小时,加入裂解缓冲液 250μl,混匀,加到 DNA 纯化柱中,离心(10 000r/min)3 分钟,弃去过滤液,加入洗脱液 5mol/L 醋酸钾溶液 26μl,1mol/L Tris- 盐酸溶液 18μl,0.5mol/L 乙二胺四乙酸二钠溶液 3μl,无水乙醇 480μl,灭菌双蒸水 273μl,离心 1 分钟;弃去过滤液,反复洗脱 3 次,每次离心 1 分钟,弃去过滤液,再离心 2 分钟,将 DNA 纯化柱转移入另一离心管中,加入无菌双蒸水 100μl,室温放置 2 分钟后,离心 2 分钟,取上清液,作为供试品溶液,置 −20℃保存备用。另取乌梢蛇对照药材 0.5g,同法制成对照药材模板 DNA 溶液。

(2)PCR 反应

PCR 反应体系:200μl 离心管中加入 10×PCR 缓冲液 2.5μl,dNTP(2.5mmol/L)2μl,反

应总体积为 25μl, 鉴别引物为 0.5μl(10μmol/L)5′GCGAAAGCTCGACCTAGCAAGGGGA CCACA3′ 和 0.5μl(10μmol/L)5′CAGGCTCCTCTAGGTTGTTATGGGGTACCG3′, 高保真 TaqDNA 聚合酶 0.2μl(5U/μl), 模板 0.5μl, 无菌双蒸水 18.8μl。将离心管置 PCR 仪中, 在 95℃预变性 5 分钟, 循环反应 30 次(95℃30 秒, 63℃45 秒), 72℃延伸 5 分钟。

(3) 电泳检测: 采用琼脂糖凝胶电泳法, 趁热将 1% 琼脂糖溶液倾倒于大小适宜的水平玻板上, 其厚度约 3mm, 静置, 待凝胶凝固成无气泡的均匀薄层后, 于琼脂糖凝胶板负极端的 1/3 处打孔, 孔径 2~3mm。胶中加入核酸凝胶染色剂, GelRed; 供试品与对照药材 PCR 反应溶液的上样量分别为 8μl DNA, 分子量标记上样量为 2μl(0.5μg/μl)。电泳结束后, 取凝胶片在凝胶成像仪上检视。供试品凝胶电泳图谱中, 在与对照药材凝胶电泳图谱相应的位置上, 在 300~400bp 观察单一的 DNA 条带。

【作业】

记录乌梢蛇的 DNA 提取过程和鉴定结果。

【思考题】

(1) 聚合酶链式反应法鉴别乌梢蛇的原理是什么?

(2) DNA 提取过程中应该注意什么?

实验 29 中成药的显微鉴定

【目的要求】

(1) 熟悉中成药的显微鉴定方法。

(2) 掌握中成药六味地黄丸的显微鉴别特征。

【仪器、试剂及材料】

(1) 仪器: 生物显微镜, 测微尺, 显微描绘器。

(2) 试剂: 水合氯醛, 稀甘油, 蒸馏水。

(3) 材料

1) 中成药: 六味地黄丸。

2) 中药材: 熟地黄、山药、茯苓、牡丹皮、泽泻、山茱萸。

【实验内容】

1. 记录中成药六味地黄丸的批号、规格、生产日期、生产厂家。

2. 处方分析熟地黄 24g、山药 12g、泽泻 9g、牡丹皮 9g、茯苓 9g、山茱萸 12g。

(1) 根据处方量以及各药的显微粉末特征, 确定显微特征检出的难易程度。

(2) 按药用部位分类, 然后将各药的显微特征归类整理。

分类:

根及根茎类生药: 熟地黄、山药、泽泻。

皮类生药: 牡丹皮。

果实类生药: 山茱萸。

菌类生药: 茯苓。

显微特征归类整理:

熟地黄: 木栓细胞类长方形, 薄壁细胞类圆形, 内含有棕色核状物, 分泌细胞内含橙黄色油滴物，具缘纹孔导管直径约至 92μm。

山药：单粒淀粉粒众多，椭圆形、卵形、三角状卵形或矩圆形，脐点点状、人字状、十字状或短缝状，位于小端，直径 8～35μm；内含草酸钙针晶的黏液细胞，长 80～240μm；具缘纹孔导管直径 12～48μm。

泽泻：具有椭圆形纹孔并集成纹孔群的薄壁细胞；内皮层细胞大，垂周壁波状弯曲；单粒淀粉粒众多，直径 3～14μm；有分泌腔碎片。

牡丹皮：淀粉粒众多，单粒类球形，直径 3～16μm；草酸钙簇晶甚多，含晶薄壁细胞排列成行；木栓细胞长方形，浅红色。

山茱萸：橙黄色果皮表皮细胞，垂周壁连珠状增厚；石细胞类方形或长方形，纹孔明显；草酸钙簇晶较小。

茯苓：菌丝细长，弯曲，有分枝，无色或棕色；无色不规则颗粒状团块或末端钝圆的分枝状团块。

3. 显微分析比较，确定各药的专属性的显微特征如下：

山药：淀粉粒多为单粒淀粉，三角状卵形或矩圆形，直径 8～35μm，脐点短缝状或人字状等。

茯苓：菌丝细长，弯曲，有分枝，无色或棕色。

熟地黄：薄壁细胞类圆形，内含有棕色核状物。

牡丹皮：有草酸钙簇晶，含晶薄壁细胞排列成行。

山茱萸：垂周壁连珠状增厚的果皮细胞。

泽泻：具有椭圆形纹孔并集成纹孔群的薄壁细胞。

4. 制片　取六味地黄丸药丸 3～5 粒在研钵中加适量蒸馏水混匀，研碎，备用。或取 1 粒切开，用解剖针在中心处采取供试品。

（1）制粉末水装片：主要观察淀粉粒，山药的淀粉粒直径较大，明显，易检出。

（2）制粉末透化片：挑取检品少许，置载玻片上，按粉末制片法进行，加热透化后用稀甘油封片。

5. 显微观察　根据有关资料，在显微镜下仔细观察，寻找各药专属性的显微特征。

6. 绘制六味地黄丸粉末显微特征图（图 2-46）。

7. 写出中成药显微鉴定报告。

【作业】

（1）绘制六味地黄丸的显微特征图。

（2）分析实验中所出现的问题。

【思考题】

（1）进行中成药显微鉴定的步骤有哪些？

（2）确定各药专属性的显微特征时应注意什么？

【注意】

（1）为了避免显微特征的遗漏，在观察时，一般至少重复制备 3 张以上的制片以供镜检。

（2）本实验可以作为一次显微综合性的实验。

【附图】

见图 2-46。

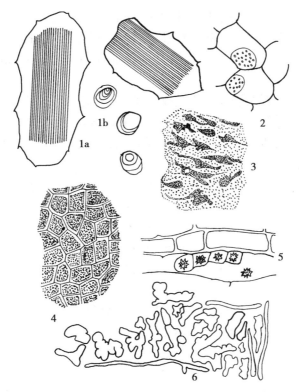

图2-46　六味地黄丸粉末显微特征图
1. 山药：1a. 草酸钙针晶束；1b. 淀粉粒　2. 泽泻薄壁细胞　3. 熟地黄薄壁细胞
4. 山茱萸果皮表皮细胞　5. 牡丹皮草酸钙簇晶　6. 茯苓团块及菌丝

实验30　生药的质量标准制订（综合性实验1）

【目的要求】

（1）熟悉生药质量标准制订的方法及程序。

（2）掌握生药鉴定的系统研究方法。

【仪器、试剂及材料】

（1）仪器：显微镜、解剖镜、透化液、载玻片、盖玻片、752型分光光度计、恒温水浴、三用紫外分析仪、索氏提取器、圆底烧瓶、容量瓶、漏斗、移液管、量筒、分析天平、层析缸等。

（2）试药及试液：芦丁对照品、镁粉、盐酸、甲醇、乙醚、5%亚硝酸钠溶液、氢氧化钠试液、10%硝酸铝溶液、蒸馏水、乙酸乙酯、甲酸、三氯化铝甲醇溶液，0.8%CMC-Na-硅胶 G、滤纸等。

（3）材料：药材槐花及槐米。

【实验内容】

（一）槐花基源鉴定

1. 槐花原植物鉴定　槐花（Flos Sophorae）为豆科植物槐 *Sophora japonica* L. 的干燥花及花蕾。落叶乔木，高达25m。树皮有臭味，粗糙纵列，外皮灰色或深灰色，内皮鲜黄色；枝条棕色，幼时绿色，具毛，皮孔明显。叶为奇数羽状复叶，互生，长25cm；叶柄基部膨大；小叶 7～15 枚，卵状长圆形或卵状披针形，长 2.5～5cm，宽 1.5～2.6cm，先端尖，基部圆形或阔楔形，全缘；托叶镰刀状，早落。圆锥花序顶生；花乳白色，长 1.5cm；花冠蝶形；雄蕊 10 枚，分离，不等长；子房上位，筒状，有细长毛，花柱弯曲；荚果长 2.5～5cm，连珠状；种子 1～6粒，深棕色，肾形。

2. 花的形态解剖　取槐花，用放大镜或解剖镜观察花各组成部分：圆锥花序顶生，花萼钟形，黄绿色，5 浅裂；花冠黄白色，蝶形，5 枚，1 枚较大，4 枚长圆形；雄蕊 10 枚，分离，两体雄蕊，9 枚基部连合；子房上位，筒状，有长毛，花柱弯曲，1 心皮，1 室，胚珠 1～6 枚。

（二）槐花性状鉴定

1. 槐花　皱缩而卷曲，花瓣多散落。完整者花萼钟状，黄绿色，先端 5 浅裂，花瓣 5，黄色或黄白色，1 片较大，近圆形，先端微凹，其余 4 片长圆形。雄蕊 10 枚，其中 9 枚基部连合，花丝细长；雄蕊圆柱形，弯曲。体轻，气微，味微苦。

2. 槐米　呈卵形或椭圆形，长 2～6mm，直径约 2mm。花萼下部有数条纵纹。萼的上方为黄白色未开放的花瓣。花梗细小。体轻，手捻即碎。气微，味微苦涩。

（三）槐花显微鉴别

按粉末显微制片法进行，观察：粉末黄绿色。置显微镜下观察：花粉粒类球形或钝三角形，直径 14～19μm，具 3 个萌发孔。非腺毛 1～3 个细胞，长 86～660μm。气孔不定式，副卫细胞 4～8 个。草酸钙方晶少见。

（四）槐花理化鉴定

1. 盐酸 - 镁粉反应　取槐花粉末 0.1g，加乙醇 10ml，置水浴上加热 5 分钟，过滤、取滤液 1ml，加镁粉少许，再加盐酸 2～3 滴，即显樱红色。

2. 薄层色谱　取槐花的甲醇提取液及芦丁对照品溶液，分别点于 0.8%CMC-Na- 硅胶 G 板上，用乙酸乙酯 - 甲酸 - 水（10∶2∶3）展开 15cm 后，取出，晾干，喷以三氯化铝试液，挥干后，置紫外线灯（365nm）下检视。供试品色谱中，在与对照品色谱相应的位置上，显相同颜色的黄绿色荧光斑点，R_f 值约为 0.60。

（五）总黄酮的含量测定

1. 供试品溶液的制备

（1）总黄酮提取原理：槐花主要药效成分为芸香苷（芦丁，rutin），是其止血有效成分，含量达 14%；而槐米中芸香苷含量达 12%～20%。

芸香苷（$C_{27}H_{30}O_{16}$）为黄色或黄绿色粉末，极细的针状结晶含有 3 分子结晶水，置空气中色渐变深，熔点 174～178℃，无水物为 183～190℃。在冷水中溶解度为 1/8000，在热水中溶解度为 1/200；在冷醇中溶解度为 1/300，在热醇中溶解度为 1/30；可溶于吡啶及碱性溶液中；不溶于苯、醚、三氯甲烷及石油醚。

（2）总黄酮提取方法：取本品粗粉约 1g，精密称定，置索氏提取器中，加乙醚适量，加热回流至提取液无色，放冷，弃去乙醚液，药渣挥干乙醚。再加甲醇 90ml，加热回流至提取液无色，转移至 100ml 量瓶中，用甲醇少量洗涤容器，洗液并入同一量瓶中，加甲醇稀释至刻度，摇匀。精密量取 10ml，置 100ml 量瓶中，加水稀释至刻度，摇匀，即得。

2. 标准曲线的制订

（1）对照品溶液的制备：精密称取在 120℃减压干燥至恒重的芦丁对照品 50mg，置 25ml 量瓶中，加甲醇适量，置水浴上微热使溶解，放冷，加甲醇稀释至刻度，摇匀。精密量取 10ml，置 100ml 量瓶中，加水稀释至刻度，摇匀，即得芦丁标准溶液（0.2mg/ml）（n=5）。

（2）标准曲线的制订：精密量取芦丁对照品溶液 1.0ml，2.0ml，3.0ml，4.0ml，5.0ml，6.0ml 分别置 25ml 量瓶中，各加水至 6ml，加 5% 亚硝酸钠溶液 1ml，混匀，放置 6 分钟，加 10% 硝酸铝溶液 1ml，摇匀，放置 6 分钟，加 5% 氢氧化钠试液 10ml，再加水至刻度，摇匀，放置 15 分钟，以相应试剂作为空白，照紫外 - 可见分光光度法（2015 年版《中国药典》第四部通则 0401），在 500nm 处测定吸光度，以吸光度为纵坐标，浓度为横坐标，绘制标准曲线。

3. 含量测定（n=5）　精密量取 3ml 供试品溶液，置 25ml 量瓶中，照标准曲线制备项下的方法，自"加水至 6ml"起依法测定吸光度，从标准曲线上读出供试品溶液中含无水芦丁的重量，计算，即得。

总黄酮含量照紫外 - 可见分光光度法测定，本品按干燥品计算，含总黄酮以无水芦丁（$C_{27}H_{30}O_{16}$）计，槐花和槐米不得少于《中国药典》的规定。

计算公式：槐米中芦丁的含量（%）=W_1/W×100%

式中，W_1 为由标准曲线计算求得的样品中芦丁的毫克数；W 为槐花生药的毫克数。

【作业】
（1）写出槐花的性状鉴别特征，绘制显微及薄层色谱图谱。
（2）绘制芦丁的标准曲线图，并计算槐花中芦丁的含量。

【思考题】
（1）本实验应注意哪些问题？为什么？
（2）供试品溶液制备中用乙醚的目的是什么？
（3）中药质量标准制订的步骤有哪些？
（4）通过此次试验，你有何体会？

实验 31　中成药的鉴别（综合性实验 2）

【目的要求】
（1）熟悉中成药的鉴定方法。
（2）掌握中成药鉴别技术。

【仪器、试剂及材料】
（1）仪器：生物显微镜，层析缸、硅胶 G 薄层板、烧杯、三角瓶等。
（2）试剂：水合氯醛、稀甘油、稀盐酸或 30% 硝酸、5% α- 萘酚溶液与硫酸溶液、70% 乙醇、甲醇、盐酸小檗碱对照品、正丁醇、醋酸、水、石油醚、乙酸乙酯、苯、香草醛硫酸溶液。
（3）材料
1）中成药：香连丸。
2）中药材：黄连、木香对照药材细粉。

【实验内容】
1. 记录中成药香连丸的批号、规格、生产日期、生产厂家。
2. 处方组成：黄连 800g、木香 200g。以上两味粉碎成细粉，过筛，混匀。每 100g 粉末加米醋 8g 与适量的水泛丸，干燥，即得。
3. 预处理：取香连丸，在研钵中研碎，加适量蒸馏水混匀，备用。

4. 显微鉴别

（1）显微特征分析比较：确定各药专属性的显微特征。

（2）制片与观察：按粉末制片法制成显微标本片，在显微镜下观察，仔细寻找各药专属性的显微特征，并对观察到的显微特征进行描述、记录。

5. 检识结果

（1）黄连

1）石细胞为类方形、类圆形、类长方形或近多角形，黄色，壁厚，层纹细密，孔沟明显，单个散在或数个聚集。

2）中柱鞘纤维，黄色，纺锤形或梭形，长 136～185μm，直径 27～37μm，壁厚，木化，孔沟明显。

（2）木香

1）菊糖碎块众多，呈不规则或扇形团块，无色，有时可见表面显放射状纹理，久置渐溶化。

2）木纤维多成束，黄色，长梭形，直径 16～24μm，壁非木化，纹孔横裂孔状或十字状、人字形。

3）导管主要为网纹导管，多破碎，直径 30～90μm，网孔细密。

6. 理化鉴别

（1）化学定性鉴别

1）取中成药粉末，加稀盐酸或 30% 硝酸 1 滴，放置片刻，镜检，有黄色针状或针簇状结晶析出（检查小檗碱成分）。

2）取中成药粉末 0.5g，加 70% 乙醇 10ml，过滤，滤液加 5%α- 萘酚溶液与硫酸溶液各 1 滴，即显紫色（检查菊糖）。

（2）薄层色谱

供试品溶液的制备：取本品粉末 0.5g，置带塞瓶中，加甲醇 10ml，振摇 10 分钟，滤过，滤液作为供试品溶液。

对照品及对照药材溶液的制备：另取盐酸小檗碱 10mg，木香对照药物细粉 60mg，照供试品溶液的制备方法制备。

吸附剂：硅胶 G 薄层板，单向二次展开。

点样量：以上溶液各 25μl。

展开剂：正丁醇 - 醋酸 - 水（7∶1∶2）为第一次展开，展开距离约 8cm，取出晾干；再以石油醚 - 乙酸乙酯 - 苯（7∶1.5∶1.5）为第二次展开剂，展开距离约 12cm。取出。

显色剂：立即喷以香草醛硫酸溶液。

显色结果：供试品色谱中出现与对照药材、对照品溶液色谱相同颜色的斑点。

【作业】

写出鉴定报告并绘制显微图。

【思考题】

（1）中成药的鉴定步骤有哪些？

（2）讨论与分析实验中所出现的问题。

【注意】

（1）进行显微鉴定，在观察标本片时，一般至少重复制备 3 张以上的制片以供镜检。

（2）在薄层色谱展开时，单向二次展开，第一次展开剂展开后，一定要晾干，再行第二次展开。

（3）在实验室制作香连丸样品时，可将两种药材粉碎过筛后，配成散剂作为供试品。

【附图】

见图2-47。

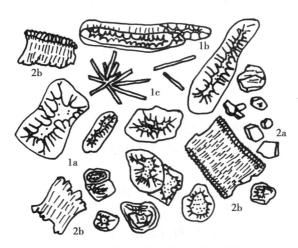

图2-47 香连丸药物粉末显微特征图

1. 黄连：1a. 石细胞；1b. 纤维；1c. 小檗碱硝酸盐结晶 2. 木香：2a. 菊糖；2b. 网纹导管

实验 32 生药的含量测定——高效液相色谱法

【目的要求】

（1）熟悉高效液相色谱法鉴定生药的技术。

（2）掌握测定生药黄芩中黄芩苷含量的方法。

【仪器、试剂及材料】

（1）仪器：高效液相色谱仪，电子天平，超声波振荡器，微量进样器，圆底烧瓶，冷凝管，分液漏斗，容量瓶（25ml、50ml、1000ml），水浴锅，烧杯，量筒，试管等。

（2）试剂：黄芩苷对照品，甲醇为色谱纯，磷酸、乙醇均为分析纯。

（3）药材：黄芩粉末（过四号筛）。

【实验内容】

用高效液相色谱法测定黄芩中黄芩苷的含量。

1. 色谱条件

填充剂：十八烷基硅烷键合硅胶。

流动相：甲醇 - 水 - 磷酸（47：53：0.2）。

检测波长：280nm。

理论塔板数：按黄芩苷峰计算应不低于2500。

2. 对照品溶液的制备 精密称取在60℃减压干燥4小时的黄芩苷对照品适量，加甲醇制成每1ml含60μg的溶液，即得。

3. 供试品溶液的制备　取本品粉末约 0.3g（同时另取本品粉末测定水分），精密称定，加 70% 乙醇 40ml，加热回流 3 小时，放冷，滤过，滤液置 100ml 量瓶中，用少量 70% 乙醇分次洗涤容器和残渣，洗液滤入同一量瓶中，加 70% 乙醇至刻度，摇匀。精密量取 1ml，置 10ml 量瓶中，加甲醇至刻度，摇匀。

4. 测定法　分别精密吸取对照品溶液与供试品溶液各 10μl，注入液相色谱仪，测定。

5. 计算　测定供试品的水分后，采用外标法，按干燥品计算，含黄芩苷（$C_{21}H_{18}O_{11}$）不得少于 9.0%。

【作业】

（1）记录实验数据。

（2）计算黄芩中黄芩苷的含量。

【思考题】

（1）高效液相色谱法工作的基本原理是什么？

（2）常用的高效液相色谱法的定量分析方法有哪些？

【注意】

（1）高效液相色谱法：其基本方法是用高压输液泵将流动相泵入到装有填充剂的色谱柱，注入的供试品被流动相带入柱内进行分离后，各成分先后进入检测器，用记录仪或数据处理装置记录色谱图并进行数据处理，得到测定结果。同其他色谱法一样，都是溶质在固定相和流动相之间进行的一种连续多次的分配过程，是借不同组分在两相间亲和力、吸附能力、离子交换过程或分子排阻作用等的差异进行分离。

（2）利用高效液相色谱法测定生药中化学成分的含量时，流动相中溶剂的纯度要高，要使用色谱纯或分析纯溶剂。

（3）使用时应注意溶剂的使用波长，即选择检测样品所使用的吸收波长必须大于溶剂的极限波长。

（4）样品溶剂应对样品溶解度大，但对样品稳定并与检测器相匹配，最好与流动相相同。

实验 33　生药的含量测定——气相色谱法

【目的要求】

（1）了解气相色谱法工作的基本原理。

（2）熟悉检测丁香中挥发油丁香酚的含量方法。

【仪器、试剂及材料】

（1）仪器：气相色谱仪、自动进样器、电子天平、超声波振荡器、容量瓶、锥形瓶、漏斗、试管、烧杯。

（2）试剂：丁香酚对照品，正己烷为分析纯。

（3）材料：丁香粉末。

【实验内容】

用气相色谱法测定丁香中丁香酚的含量。

1. 色谱条件　HP-FFAP 弹性石英毛细管柱（25m×0.20mm×0.33μm），柱温 190℃，检测期温度 190℃，汽化室温度 190℃。FID 检测器：载气为 N_2，流速 1ml/min，分流进样，分流比为 40∶1，进样量 1μl。

理论塔板数：按丁香酚峰计算应不低于 1500。

2. 对照品溶液的配制　取丁香酚对照品适量，精密称定，加正己烷制成每 1ml 含 2mg 的溶液，即得。

3. 供试品溶液的制备　取本品粉末（过二号筛）约 0.3g，精密称定，精密加入正己烷 20ml，称定重量，超声处理 15 分钟，放置至室温，再称定重量，用正己烷补足减失的重量，摇匀，滤过，即得。

4. 测定法　分别精密吸取对照品溶液与供试品溶液各 1μl，注入气相色谱仪，测定，记录色谱图。

5. 计算　用外标法计算丁香酚的含量，含丁香酚（$C_{10}H_{12}O_2$）不得少于 11.0%。

【作业】

（1）记录实验数据。

（2）计算丁香挥发油中丁香酚的含量。

【思考题】

（1）气相色谱法工作的基本原理是什么？

（2）使用氢火焰离子化检测器（FID）的注意事项是什么？

【注意】

（1）实验原理：气相色谱法是一种以气体作为流动相，液体或固体作为固定相的具有高分离效能的分析技术。气相色谱分离混合物的原理是基于各种化合物对流动的气相和固定相的相对亲和性有所不同。样品被注射进仪器，然后在色谱柱前端的加热区被气化，样品的蒸气被载气运送通过色谱柱，组成了气相部分。气相色谱中所用的固定相可分为固体固定相、液体固定相和合成固定相三大类。不同的化合物在色谱柱中以不同的速率流动，于是流出色谱柱的时间也就不同，在流出柱时它们就被分离了。化合物在色谱柱中运行的时间称作保留时间，保留时间由化合物在流动相和固定相中的溶解度决定。

（2）气相色谱法主要用于含挥发性成分的生药鉴定。

（3）气相色谱分析法分为峰面积测量法和计算法。峰面积测量法包括峰高乘半峰宽法、峰高乘基线宽度法、峰高乘保留时间法等。计算法包括外标法、面积归一化法和内标法。

实验 34　生药的含量测定——紫外分光光度法

【目的要求】

（1）了解分光光度法测定生药中化学成分含量的基本原理。

（2）熟悉检测山楂叶中总黄酮含量的方法。

【仪器、试剂及材料】

（1）仪器：紫外 - 可见分光光度计、电子天平、超声波振荡器、索氏提取器。

（2）试剂：芦丁对照品，乙醇、甲醇、三氯甲烷、亚硝酸钠、氢氧化钠、硝酸铝，以上试剂均为分析纯。

（3）材料：山楂叶粉末。

【实验内容】

用分光光度法测定山楂叶中总黄酮的含量。

1. 对照品溶液的制备 精密称取在 120℃ 干燥至恒重的芦丁对照品 25mg，置 50ml 量瓶中，加乙醇适量，超声处理使溶解，放冷，加乙醇至刻度，摇匀，精密量取 20ml，置 50ml 量瓶中，加水至刻度，摇匀，即得（每 1ml 中含无水芦丁 0.2mg）。

2. 供试品溶液的制备 取山楂叶细粉 1g，精密称定，置索氏提取器中，加三氯甲烷加热回流提取至提取液无色，弃去三氯甲烷液，药渣挥去三氯甲烷，加甲醇继续提取至无色（约 4 小时），提取液蒸干，残渣加稀乙醇溶解，转移至 50ml 量瓶中，加稀乙醇至刻度，摇匀，作为供试品溶液。

3. 标准曲线的制备 精密量取对照品溶液 1ml、2ml、3ml、4ml、5ml、6ml，分别置 25ml 量瓶中，各加水至 6ml，加 5% 亚硝酸钠溶液 1ml，摇匀，放置 6 分钟，加 10% 硝酸铝溶液 1ml，摇匀，放置 6 分钟，加氢氧化钠试液 10ml，再加水至刻度，摇匀，放置 15 分钟，以相应试剂为空白，立即照紫外 - 可见分光光度法（2015 年版《中国药典》第四部通则 0401），在 500nm 的波长处测定吸光度，以吸光度为纵坐标，浓度为横坐标，绘制标准曲线。

4. 含量测定 取供试品储备液，滤过，精密量取续滤液 5ml，置 25ml 量瓶中，加水稀释至刻度，摇匀，精密量取 2ml，置 25ml 量瓶中，照标准曲线制备项下的方法，自"加水至 6ml"起依法测定吸光度，从标准曲线上读出供试品溶液中芦丁的重量，计算，即得。

5. 计算 本品按干燥品计算，含总黄酮以无水芦丁（$C_{27}H_{30}O_{16}$）计，不得少于 7.0%。

【作业】

(1) 记录用紫外分光光度法测定生药中黄酮类成分的基本步骤和方法。

(2) 计算山楂叶中总黄酮的含量。

【思考题】

(1) 使用分光光度法测定山楂叶中总黄酮的含量，注意事项是什么？

(2) 分光光度法工作的基本原理是什么？

【注意】

(1) 实验原理：分光光度法是通过测定被测物质在特定波长处或一定波长范围内的光吸收度，对该物质进行定性和定量分析的方法。物质对光的选择性吸收波长及相应的吸收系数是该物质的物理常数。当已知某纯物质在一定条件下的吸收系数后，可用同样条件将该供试品配成溶液，测定其吸收度，即可由上式计算出供试品中该物质的含量。

(2) 测定时，除另有规定外，以吸收度最大的波长作为测定波长。一般供试品溶液的吸收度读数，以在 0.3～0.7 之间的误差较小。仪器的狭缝波带宽度应小于供试品吸收带的半宽度，否则测得的吸收度会偏低；狭缝宽度的选择，应以减小狭缝宽度时供试品的吸收度不再增加为准，由于吸收池和溶剂本身可能有空白吸收，因此测定供试品的吸收度后应减去空白读数，再计算含量。

(3) 主要方法有标准曲线法和比较法。

实验 35 生药的含量测定——薄层扫描法

【目的要求】

(1) 了解薄层扫描法的基本原理。

(2) 熟悉测定生药黄连中小檗碱的含量方法。

【仪器、试剂及材料】

（1）仪器：薄层扫描仪，定量毛细管或点样仪，电子天平，超声波振荡器。

（2）试剂：盐酸小檗碱对照品，甲醇、乙醇、乙酸乙酯、异丙醇、苯、氨水、盐酸均为分析纯。

（3）材料：黄连细粉。

【实验内容】

用薄层扫描法测定黄连中小檗碱的含量。

1．供试品溶液的制备　取本品粉末约 0.1g，精密称定，置 100ml 量瓶中，加入盐酸 - 甲醇（1：100）约 95ml，60℃水浴中加热 15 分钟，取出，超声处理 30 分钟，室温放置过夜，加甲醇至刻度，摇匀，滤过，滤液作为供试品溶液。

2．对照品溶液的制备　取盐酸小檗碱对照品适量，精密称定，加甲醇制成每 1ml 含 0.04mg 的溶液，作为对照品溶液。

3．扫描测定　吸取供试品溶液 1μl、对照品溶液 1μl 与 3μl，交叉点于同一硅胶 G 薄层板上，以苯 - 乙酸乙酯 - 异丙醇 - 甲醇 - 水（6：3：1.5：1.5：0.3）为展开剂，在层析槽中加入等体积的浓氨试液，预平衡 15 分钟，展开至 8cm，取出，挥干，置薄层色谱扫描仪上进行荧光扫描，激发波长 $\lambda=366nm$。

4．计算　测量供试品与对照品荧光强度的积分值，计算，即得。本品含小檗碱以盐酸小檗碱（$C_{20}H_{17}NO_4 \cdot HCl$）计，不得少于 3.6%。

【作业】

（1）记录用薄层扫描法测定生药中生物碱类成分的基本步骤和方法。

（2）计算黄连中小檗碱的含量。

【思考题】

（1）薄层扫描法的基本原理是什么？

（2）薄层扫描定量的影响因素是什么？

【注意】

（1）实验原理：薄层扫描法是用一束长宽可以调节的、一定波长、一定强度的光照射薄层上的斑点，用仪器测量照射前后光束强度的变化，从而求得物质含量的方法。薄层扫描仪可分为单光束、双光束、双波长等类型。操作时可通过光源选择杆来变换光源选择镜的位置。检测器一般为光电倍增管。测定方法可分为吸收测定法、荧光测定法及荧光猝灭法。

（2）薄层色谱扫描用于含量测定时，通常采用线性回归二点法计算，如线性范围很窄时，可用多点法校正多项式回归计算。供试品溶液和对照品溶液应交叉点于同一薄层板上，供试品点样不得少于 2 个，对照品每一浓度不得少于 2 个。扫描时，应沿展开方向扫描，不可横向扫描。

实验 36　未知生药混合粉末的鉴别（设计性实验）

【目的要求】

（1）熟悉混合粉末鉴定的原理。

（2）掌握未知生药混合粉末的鉴定方法。

【仪器、试剂及材料】

（1）仪器：显微镜、临时装片用具、紫外线灯、微量升华装置。

（2）试剂：蒸馏水、水合氯醛试液、稀甘油、5%氢氧化钠、10%硫酸液、三氯甲烷液、碱液、盐酸、乙醚、氨液、乙醇、三氯化锑的三氯甲烷饱和溶液。

（3）材料：选择2～3种生药粉末，并两两混合，分别编号，供学生随机抽号使用。

【实验内容】

（一）粉末性状观察

观察未知生药粉末的颜色、气味、质地、水试等特征，根据观察结果，进行初步判断所抽号的粉末由何种药材组成。

（二）鉴别

1．制片　按粉末显微制片法进行制片。

2．显微观察　在显微镜下仔细观察，寻找各药材的专属性特征，并将所观察的显微特征绘图。根据观察结果，进行综合分析，得出结论或得出初步结论，并对观察到的显微特征进行描述、记录。如把握不准，需要继续鉴定，可以进一步进行理化鉴定。

3．理化鉴别　根据显微鉴定所得出的初步结论及存在的疑问，根据你所学的知识，进行相关的理化实验，如微量升华实验、显色反应、沉淀反应、荧光反应等，进一步确证药材的真实性。

4．结论　综合以上显微与理化鉴别实验的结果，最后得出准确的结论，确定未知粉末的正确药材名称，并填写鉴定报告。

【作业】

（1）写出你所抽号样本的实验设计方案。

（2）写出每一实验步骤完成的内容以及实验结果。

（3）最后进行综合分析判断，得出结论，写出未知生药名称。

【思考题】

（1）对未知生药混合粉末鉴别应注意什么？

（2）怎样能迅速判断未知生药混合粉末的药材名称？

【注意】

（1）此实验可作为实验考核用，供试品可以随机抽取样品，组成不同组合，编号，学生抽取不同编号进行实验。

（2）在进行显微特征观察时，需要观察至少3张粉末透化片，以保证显微特征不会遗漏，能全部观察到，否则会影响鉴定结果。

（3）为了保证鉴定结果及观察特征无误，一定要有合格的粉末制片，如果观察制片颜色较深时，可以用水合氯醛试液，在酒精灯上反复进行加热，以溶解色素物质，防止干扰。

附 录

附录1　显微镜的使用及其清洁

一、构　造

光学显微镜一般由两部分组成,即机械部分和光学部分。

1. 机械部分

镜座:显微镜的基座。起稳定和支持整个镜身的作用。

镜柱:连接镜座和镜臂的短柱。

镜臂:镜柱上方弯曲部分,支持镜筒和镜台,拿镜时手握此臂。镜筒直立式光镜在镜臂和镜柱之间有一可活动的关节叫倾斜关节,可使镜臂作适当倾斜,便于观察。但使用时倾斜度一般不应超过45°,以免失去重心而翻倒。

镜筒:位于镜臂前方的圆筒,上端安装目镜,下端装有旋转盘。根据镜筒的数目,光镜可分为单筒式和双筒式两类,单筒式又分直立式和倾斜式两种,而双筒式的镜筒均为倾斜的。

载物台:在镜筒下方,方形或圆形,放玻片标本用。载物台中央有一圆形通光孔,两旁各有一压片夹。有的载物台上装有标准移动器,移动器上装有弹簧夹,用于固定标本片。移动器的一侧有两个按钮,转动按钮可使玻片前后左右移动。

物镜转换器:圆盘状,在镜筒下方,其上装有3～4个放大倍数不同的物镜。旋转物镜转换器可更换物镜。物镜转换器的内缘有一"T"形卡,用于对准和固定物镜位置,使物镜和光轴同心(合轴)。

调节器:组装在镜臂前方或镜柱两侧的一对大小按钮,为调节焦距之用。大按钮为粗调节器,转动粗调节器可使镜筒(或载物台)升降,调节焦距。旋转一周可使镜筒(或载物台)升降10mm。一般用于低倍镜调焦。小按钮为细调节器,转动细调节器可使镜筒(或载物台)缓慢升降,每旋转一周约使镜筒(或载物台)升降0～1mm。适用于高倍镜、油镜或分辨物像清晰度调焦。

2. 光学部分

目镜:短圆筒状,装在镜筒上端,其上刻有放大倍数,每台显微镜常备有3～4只放大倍数不同的目镜,如5×、10×、15×等。眼睛通过目镜观察物像。

物镜:装在物镜转换器上的一组镜头,一般有低倍镜、高倍镜、油镜3种。每个物镜上刻有相应的标记。低倍镜筒上刻有10×或15×等标志,高倍镜筒上刻有40×或45×标志。油镜上一般为100×。NA表示镜口率,镜口率反映镜头分辨能力的大小,其数字越大,表示分辨能力越高。

反光镜:载物台下方,镜柱前面的一个圆镜。一面为平面,一面为凹面。平面镜聚光力弱,适用于强光源。凹面镜聚光力强,适用于弱光源或散射光源。放射镜的方位可以随意调节。

聚光器：在载物台下方，由一组透镜组成，可使反射光线聚集于标本上。一般在镜柱一侧有一按钮，可使聚光器升降，与物镜配合使用。

光圈：在聚光器下方，由一组活动金属片组成，构成一个可开可缩的孔。在其外侧有一小柄，可以调节控制光线通过。在光圈的下方常装有滤光片架，可以放置不同颜色的滤光片。

二、使 用 方 法

1. 低倍镜的使用

检查：从镜箱内取出显微镜，右手握住镜臂，左手托镜座，轻轻放在实验台上。先检查一下显微镜各部件有无损坏，如发现有损坏或性能不良者，立即报告老师。

准备：将显微镜放于左侧，必要时使镜筒倾斜（有的显微镜本身已经倾斜）。转动粗调节钮，将镜筒略升高（或将载物台下降），使物镜与载物台距离拉开。再旋转物镜转换器，将低倍镜对准载物台中央的通光孔，可听到"咔嗒"声。

对光：打开光圈，上升聚光器，双眼同时睁开，以左眼向目镜内观察，同时调节反光镜的方向，直到视野内光线明亮均匀为止。反光镜一般用凹面镜对光。

放标本片：标本片的盖片朝上，将标本片放到载物台前方，然后推到物镜下面，用压片夹夹住，如有标本移动器，可用上面的弹簧夹夹住标本片，然后把观察的部分移到通光孔的正中央。

调节焦距：从显微镜侧面注视物镜镜头，同时调节粗调节钮，使镜筒缓慢下降（或镜台上升），大约低倍镜头与玻片间的距离为 5mm 时，再用左眼从目镜里观察视野，左手慢慢转动粗调节钮，使镜筒缓缓上升，直到视野中出现物像为止。熟练者也可以直接用左眼观察目镜视野，左手慢慢转动粗调节钮，使镜筒慢慢下降，直到视野中物像清晰为止。如物像不太清晰，可转动细调节钮，物像将更加清晰。

2. 高倍镜的使用　　按照上述操作步骤，先用低倍镜找到清晰物像，然后将需要观察的部分移到视野的中央，用右手移动转换高倍镜。眼睛向目镜内观察，同时微微上下转动细调节钮，直到视野内看到清晰的物像为止。

3. 使用显微镜的注意事项

（1）取显微镜必须右手握住镜臂，左手托镜座，切勿一手斜提，前后摆动，以防镜头和其他零件跌落。

（2）观察标本时，显微镜离实验台边缘应保持一定距离（5cm），以免显微镜翻倒落地。镜柱与镜臂间的倾斜角度不得超过45°，用完立即还原。

（3）使用时要严格按步骤操作，熟悉显微镜各部件性能，掌握粗、细调节钮的转动方向与镜筒升降的关系。转动粗调节钮向下时，眼睛必须注视物镜头。粗、细调节钮要配合使用，细调节钮不能单方向过度旋转，调节焦距时，要从侧面注视镜筒下降，以免压坏标本和镜头。

（4）用单筒显微镜观察标本，应双眼同时睁开，左眼观察物像，右眼用于绘图，左手调节焦距，右手移动标本或绘图。

（5）禁止随意拧开或调换目镜、物镜和聚光器等零件。

（6）显微镜的光学部件不可用手指、纱布、手帕或其他粗糙东西擦拭，以免磨损镜面。需要时只能用擦镜纸擦拭。

（7）凡有腐蚀性和挥发性的化学试剂和药品，如碘、乙醇溶液、酸类、碱类等都不可与显微镜接触，如不慎污染时，应立即擦干净。

（8）实验完毕，要将玻片取出，用擦镜纸将镜头擦拭干净后移开，不能与通光孔相对。放回镜箱。

三、显微用品的清洁方法

（一）显微镜的清洁

如有灰尘，应随时用布擦净，如有液体沾着，用布小心擦干；光学部件如透镜、反光镜与目镜上如有污物附着，不能用布擦，以免磨损镜面，必须用擦镜纸擦拭干净。不用时，要将玻片取出，用擦镜纸将镜头擦拭干净后移开，不能与通光孔相对，然后放入显微镜箱或镜柜中。

（二）载玻片与盖玻片的清洁

1. 载玻片一般大小标准为 76mm×26mm，通常的厚度在 2mm 以内，供一般光学显微镜下使用。但用于特殊型号的显微镜（相差显微镜和暗视野显微）时，对载玻片的厚度要求很严格。

2. 盖玻片规格有多种，有 18mm×24mm，24mm×24mm，18mm×32mm，18mm×18mm 等不同的规格。盖玻片的厚度对用 50× 以下的低倍镜和高倍镜镜检时并不是一个大问题，但在使用 90× 以上的高倍镜时，就显得比较重要，所用的盖玻片过厚或过薄，都会影响显微的形象，有时甚至无法找到物像清晰的焦点，故一般选用 0.17mm 或 0.18mm 的盖玻片，才能获得满意的镜检效果。

3. 载玻片和盖玻片的清洁　新购的载玻片和盖玻片都要预先清洁才能使用。一般先将玻片投入到 1%～2% 的盐酸溶液中，浸泡一昼夜，再用流水冲洗，然后移入 65% 乙醇中浸泡备用。浸泡时，不要将整盒玻片一齐投入，而应逐片投入，以使浸泡液完全到达整个表面，如果片与片之间贴得太紧，则浸泡液无法到达片的表面，达不到清洁的目的。浸泡后的载玻片和盖玻片，先用清洁纱布擦干净，再放入干净的盒中供制片使用。

（三）旧载玻片的使用

用过的载玻片经清洁处理后可再次使用，一般用下面的方法处理旧载玻片：将用过的玻片或切片标本放入肥皂水中煮沸 5～10 分钟→在热水中洗去残留的树胶和浆糊→清水冲洗→在铬酸洗液中浸 30 分钟→自来水冲洗干净→在 95% 乙醇中浸泡 2 小时，取出擦干便可使用。

（四）解剖用具的清洁

金属制的解剖刀、切片刀等，实验完毕必须及时洗净擦干，不可留有药液或水分，然后包好或放在盒中。如暂时不用，可涂上一层凡士林，以免生锈。

附录2　薄层板的制备

1. 硅胶 H-CMC-Na 板　取硅胶 5～7g 置乳钵中，加 0.5%～1% CMC-Na 水溶液 2～2.5 倍，向一个方向研磨混合，调成糊状物，去除表面的气泡后，铺板，均匀涂布，厚度为 0.25～0.5mm，使表面无气泡、无污染和平整，室温晾干后，于烘箱中 110℃烘 30 分钟活化，冷却后于干燥器中备用。

2．硅胶 H 板　取硅胶 8～10g，加水 2.5～3 倍在研钵中调匀混合，铺板，使表面无气泡、无污染和平整，室温晾干后于 110℃活化 30 分钟，冷却后置干燥器内备用。

3．碱性氧化铝 G 板　取氧化铝（一般含 G 5%）8～10g，加水 1～2 倍在研钵中调匀铺板，使表面无气泡、无污染和平整，室温晾干后于 150～160℃活化 4 小时，冷却后置干燥器内备用。

4．硅胶 GF$_{254}$ 板　取硅胶 GF$_{254}$ 5～7g，加 0.5%CMC-Na 水溶液 2.5～3 倍，调成均匀糊状物铺板，使表面无气泡、无污染和平整，室温晾干后，于烘箱中 110℃烘 2 小时活化，冷却后于干燥器中备用。

5．聚酰胺板　称取 1.6g 聚酰胺，加 0.4g 可溶性淀粉，加约 15ml 水，研磨 3～5 分钟，使其均匀即涂成 0.25～0.30mm 厚的 10cm×20cm 薄层板，室温下干燥，在 80℃烘箱中干燥 1 小时，冷却后置干燥器内备用。

附录 3　常用试剂及其配制法

一、显微化学试剂

1．间苯三酚试液　取间苯三酚 0.5g，加 95% 乙醇 25ml 使溶解，即得。本试液应置棕色玻璃瓶内，在暗处保存。

该试液滴加于植物细胞上，稍放置，再加 1 滴浓盐酸或浓硫酸，木化细胞壁显红色，红色的深度依木化的程度而异。盐酸或硫酸宜新用。

2．氯化锌碘试液　取氯化锌 20g，加水 10ml 使溶解，加碘化钾 2g，溶解后，加适量碘使达饱和状态，即得。

置棕色瓶中保存。用于鉴别纤维素细胞壁和木化细胞壁，前者显蓝色或蓝紫色，后者显黄色或棕色。

3．苏丹Ⅲ试液　取苏丹Ⅲ 0.01g，加 90% 乙醇 5ml，溶解后，加甘油 5ml，摇匀，即得。

本液应置棕色瓶中保存，在 2 个月内应用。本液能使木栓化或角质化的细胞壁及脂肪油、挥发油、树脂等染成红色或橘红色。

4．稀碘试液　可取用 0.1mol/L 碘液，或先将碘化钾 0.5g 溶于少量蒸馏水中，加碘 1g，溶解后加水至 100ml。使用时，需稀释至淡棕色或淡棕黄色。

此液须置棕色玻璃瓶内保存。用于淀粉粒及糊粉粒的检查。直链淀粉遇此液呈蓝色；支链淀粉则显紫红色。与糊粉粒作用显暗黄色或黄棕色。

5．可拉林钠试液　取可拉林 1g，溶于 90% 乙醇 20ml 中，作为甲液；另取结晶碳酸钠 25g，溶解在蒸馏水 100ml 中，作为乙液。分别入密塞瓶中保存。临用时，取甲液 1ml 与乙液 20ml 混合，混合液贮存不宜超过 2 周。

此液主要用于检查鉴别筛管，切片浸入此液中，筛板（特别是胼胝体）被染成红色。木化细胞壁、淀粉粒、黏液质及某些树胶能被染成红色。

6．硝酸汞试液　取黄氧化汞 40g，加硝酸 32ml 与水 15ml 使溶解，即得。本液应置棕色瓶内，暗处保存。该试液可使糊粉粒显砖红色。

7．稀墨汁液　取商品黑墨汁，加入蒸馏水稀释 10 倍，即得。

本液临用前配制，它可使黏液细胞呈透明状，使其周围的薄壁细胞呈黑墨状，用于区分黏液细胞和薄壁细胞。

8. 钌红试液　取钌红 80mg,加 10% 醋酸溶液 100ml 使溶解,即得。一般在用前配制,避光保存。

本液可使黏液细胞显红色,用于区别黏液细胞与薄壁细胞,本液易失效,避光保存。用量少时,可于临床时用针尖挑取少量置于 10% 醋酸钠溶液中,使呈酒红色,即得。

9. 亚甲蓝试液

醇溶液:取亚甲蓝 0.1g,溶于 95% 乙醇 25ml 中。

甘油溶液:取亚甲蓝 0.1g,溶于 95% 乙醇 5ml 及甘油 25ml。

镜检黏液细胞时,先滴加醇溶液 1～2 滴于材料上,加上盖玻片,过 1～22 分钟之后再从盖玻片边缘滴加甘油溶液,黏液显天蓝色;果胶质呈紫色。

10. 稀盐酸液　取盐酸 23.4ml,加蒸馏水稀释至 100ml,即得。本液含盐酸应为 9.5%～10.5%。

本液能溶解草酸钙结晶而不产生气泡,溶解碳酸钙结晶产生气泡,不溶解硅质块。试液与小檗碱反应形成黄色针簇状盐酸小檗碱结晶。

另外,常以 5% 盐酸和 5% 氢氧化钠液对照作皂苷的泡沫试验,经用力振摇后,两管的泡沫相近,表明含有三萜皂苷;含碱液管比含酸液管泡沫高达数倍,则表明含有甾体皂苷。

11. 稀醋酸液　取冰醋酸 6ml,加蒸馏水至 100ml,即得。

此液不溶解草酸钙晶体,但能溶解碳酸钙晶体(钟乳体)而产生气泡。

12. 稀硫酸液　取蒸馏水约 50ml,加硫酸 5.7ml,搅拌,再加蒸馏水稀释至 100ml,即得。本液含硫酸应为 9.5%～10.5%。

13. 30% 硫酸液　取蒸馏水约 50ml,加硫酸 15ml,搅拌,再加蒸馏水稀释至 100ml,即得。本液含硫酸应为 9.5%～10.5%。

可溶解草酸钙结晶,并形成针晶聚集成簇,亦可溶解碳酸钙结晶,产生气泡,形成硫酸钙针晶,但针晶逐渐分散,与草酸钙不同。

14. 稀硝酸液　取硝酸 10.5ml,加蒸馏水稀释至 100ml,即得。本液含硝酸应为 9.5%～10.5%。30% 硝酸与小檗碱反应形成黄色硝酸小檗碱针簇状晶体。

15. 过氯化氢液　配成 2%～3% 的溶液。

用于颜色过深的材料的漂白。如需漂白力强可增加浓度至 30%。

16. 10%α- 萘酚乙醇溶液　取 α- 萘酚 10g,溶于 95% 无水乙醇 100ml 中,摇匀即可。

本液滴加 1～2 滴于含菊糖的横切片上,再加硫酸 1 滴,使之显紫红色,并很快溶解。用于检查菊糖。

二、显微鉴定试剂

1. 水合氯醛液　取水合氯醛 50g,加蒸馏水 15ml 与甘油 10ml,使溶解,即得。

此为常用的透化剂,能使细胞组织透明,可溶解淀粉粒、树脂、蛋白质、挥发油、叶绿体等,不溶解草酸钙或碳酸钙晶体,并具有使皱缩的细胞膨胀而恢复原状的作用。

2. 稀甘油　取甘油 33ml,加蒸馏水 100ml,再加苯酚 1 滴或樟脑一小片,即得。

本液能使细胞透明,防止材料干燥而不破裂,可防止水合氯醛析出结晶而干扰观察,为临时制片的常用封藏液之一。

3. 甘油醋酸液(史氏液)　取甘油、50% 醋酸、蒸馏水各等份,混匀,即得。

该液应临时配制,能在较长时间内保持淀粉粒的形状、大小,便于显微观察和测量大小,为常用的一种封藏剂。

三、组织解离试剂

此试液能使组织中各细胞间的胞间层溶解使细胞互相分离。

1. 硝铬酸液

(1) 取硝酸 10ml,加入 100ml 水中,混匀。另取铬酸 10g,加水 100ml 使溶解,用时将两液等量混合,即得。

(2) 取硝铬酸(三氧化二铬)10g,溶于 10% 硝酸中使全量为 100ml,即得。

此两种试液均用于木化组织的解离。

2. 氯酸 - 硝酸液　于装材料试管中加 50%(V/V)硝酸适量,投入少量氯酸钾法,以维持气泡稳定发生。该试液用于木化组织的解离。

3. 醋酸 - 过氧化氢液　取醋酸及 60% 过氧化氢等量,混合即得。该试液用于一般木化组织的解离,实验时加入试液材料中,置 60℃恒温箱中 24～48 小时,可完全解离。

4. 5% 氢氧化钾试液　取氢氧化钾 5g,溶于 100ml 蒸馏水中,即得。该液为薄壁组织的解离剂。

四、显微永久制片试剂

1. 甲醛溶液 - 醋酸 - 乙醇混合液(FAA 固定液)　取 50% 或 70% 乙醇 90ml,甲醛溶液(36%～40%)5ml,冰醋酸 5ml,混合即得。

2. 脱水剂　常用脱水剂为乙醇,常用 95% 乙醇配制成各级浓度的乙醇,进行脱水。为 50%、70%、80%、95%、100% 乙醇 5 种浓度,以及无水乙醇。

3. 透明剂　最常用的透明剂是二甲苯,此外,甲苯、丙酮也可作透明剂。二甲苯常用有 4 种不同浓度:

25% 二甲苯:二甲苯 25 份加无水乙醇 75 份;

50% 二甲苯:二甲苯 50 份加无水乙醇 50 份;

75% 二甲苯:二甲苯 75 份加无水乙醇 25 份;

纯二甲苯。

4. 渗蜡剂　用于药材石蜡片中的渗蜡。常用的渗蜡剂为 4 种不同浓度的石蜡:25% 石蜡,50% 石蜡,75% 石蜡,纯石蜡 4 种浓度。

25% 石蜡:石蜡 25 份加无水乙醇 75 份;

50% 石蜡:石蜡 50 份加无水乙醇 50 份;

75% 石蜡:石蜡 75 份加无水乙醇 25 份;

纯石蜡。

5. 粘贴剂　用于粘贴切好的蜡片于载玻片上,避免蜡片在脱蜡及染色过程中脱落在乙醇或其他有机溶剂中。常见有两种:

蛋白粘贴剂(梅氏粘贴剂):新鲜的鸡蛋白(去蛋黄)25ml,甘油 25ml,水杨酸钠 0.5g 或麝香草酚 0.5g,或苯酚 0.5g,将二者放入烧杯中,用玻棒混合均匀,用玻璃棉过滤或静置后取上清液,即可应用。该粘贴剂黏性较低,易着色,但保持时间较短,1～2 小时便开始逐渐失效。

明胶粘贴剂(郝氏粘贴剂)：明胶粉 1g，蒸馏水 100ml，苯酚 2g，甘油 15ml。先将明胶溶于微温(36℃)的 100ml 蒸馏水中，待其完全溶解后，再加苯酚及甘油用玻棒搅拌均匀，过滤即得。

6. 染色剂

番红染色液：取番红 1g，溶于 100ml 50% 乙醇溶液中，即得。此试液能使木化细胞壁染成红色。

固绿染色液：取固绿 0.5g，溶于 100ml 95% 乙醇溶液中，即得。与番红染色液合用作药材切片的双重染色，使纤维素细胞壁染成绿色。

7. 封藏剂

加拿大树胶：取固体加拿大树胶适量，加入约相当于树胶体积一半量的二甲苯，放在温暖处，时常搅拌，促使树胶溶化，加入数粒豆粒大小的大理石(中和树胶因放置产生的酸性，以免使切片褪色)，即得。用于切片的封固。

阿拉伯树胶：先把纯净的阿拉伯树胶 8g 放在 10ml 蒸馏水里，加热，待胶溶化后，加入 20～40g 水合氯醛，边加边搅拌，使它充分溶解后加入甘油 5ml 和冰醋酸 3ml，搅拌均匀后，贮存在瓶里，密闭保存。

甘油明胶：取明胶 1 份、甘油 7 份，水 6 份、苯酚结晶适量，将明胶溶于水中，溶解后，加入甘油及苯酚结晶(每 100ml 甘油明胶液加 1g 苯酚)，搅拌均匀。趁热用纱布或玻璃丝滤过。在天气寒冷时，冷却会凝冻，用时需加热熔解。多用于徒手切片或滑走切片手法所切成的组织薄片，以及花粉粒、孢子等做临时或短时间内观察用，制片保存时间数个月到两年。

树胶甘油：取白色的阿拉伯胶 40g，加水 30ml，在水浴上加温溶解，加入甘油 40g，麝香草酚 0.1g，混合，溶解即得。

五、化学定性试剂

1. 碘化铋钾试剂　取碱式硝酸铋 8g 溶于 30% 硝酸(相对密度 1.18)17ml 中，在搅拌下慢慢滴加碘化钾水溶液(碘化钾 27g 溶于 20ml 水中)，静置一夜，取上层清液，加蒸馏水稀释至 100ml。

2. 改良碘化铋钾试剂　取碘化铋钾液 1ml，加 0.6mol/L 盐酸溶液 2ml，加水至 10ml，即得。

3. 碘化汞钾试剂　取氯化汞 1.36g 和碘化钾 5g，各溶于水 20ml 中，两液混合后加水稀释至 100ml。

4. 碘 - 碘化钾试剂　取碘 1g 和碘化钾 10g，溶于水 50ml 中，加热，加醋酸 2ml，再用水稀释至 100ml。

5. 硅钨酸试剂　取硅钨酸 10g，加水使溶解成 100ml，即得。

6. 磷钨酸试剂　取磷钨酸 1g，加水使溶解成 100ml，即得。

7. 磷钼酸试剂　取磷钼酸 5g，加无水乙醇使溶解成 100ml，即得。

8. 苦味酸试剂　取苦味酸 1g，溶于水 100ml 中。

9. 鞣酸试剂　取鞣酸 1g，加乙醇 1ml，溶解后再加水至 10ml。本液应临用时新制。

10. 费林试剂

甲液：取结晶硫酸铜 6.93g，加水至 100ml。

乙液：取酒石酸钾钠 34.6g 及氢氧化钠 10g，加水至 100ml。

使用时甲、乙两液等量混合。

11．Molish 试剂

甲液：取 α- 萘酚 1g，加 95% 乙醇至 10ml。

乙液：浓硫酸。

使用时先在待检液中滴加 1 滴甲液，摇匀，然后缓慢滴加乙液。

12．苯胺 - 邻苯二甲酸试剂　取苯胺 0.93g 及邻苯二甲酸 1.6g，溶于水饱和的正丁醇 100ml 中。

13．Keller-Kiliani 试剂

甲液：取 1% 三氯化铁水溶液 0.5ml，加冰醋酸至 100ml。

乙液：浓硫酸。

使用时分别加入两液。

14．三氯化铁试剂　取三氯化铁 1g，加水或乙醇使溶解成 100ml，即得。

15．三氯化铁 - 铁氰化钾试剂

甲液：2% 三氯化铁水溶液。

乙液：1% 铁氰化钾水溶液。

应用时甲、乙两溶液等量混合或分别滴加。

16．香草醛 - 盐酸试剂　取香草醛 0.5g，溶于盐酸 50ml 中。

17．重氮化试剂

甲液：取对硝基苯胺 0.35g，溶于浓盐酸 5ml 中，加水至 50ml。

乙液：取亚硝酸钠 5g，加水至 50ml。

应同时取甲、乙两液等量在冰水浴中混合后备用。

本试剂系由对硝基苯胺和亚硝酸钠在强酸性下经重氮化作用而成。由于重氮盐不稳定，很容易分解，故本试剂应在临用时配制。

18．4- 氨基安替比林 - 铁氰化钾试剂

甲液：2% 4- 氨基安替比林乙醇溶液。

乙液：8% 铁氰化钾水溶液（或用 0.9% 4- 氨基安替比林和 5.4% 铁氰化钾水溶液），应用时分别加入。

19．三氯化铝试剂　称取结晶氯化铝（90%）298g 溶于 500ml 水中，此溶液含铝 60mg/ml。

20．碱式醋酸铅（或醋酸铅）试剂　取氧化铅 14g，加水 10ml，研磨成糊状，用水 10ml 洗入玻璃瓶中，加含醋酸铅 22g 的水溶液 70ml，用力振摇 5 分钟后，时时振摇，放置 7 天，滤过，加新沸过的冷水使成 100ml，即得。

21．氢氧化钾试剂　取 5.6g 氢氧化钾加水定容于 100ml 容量瓶中，配制成 1mol/L 的氢氧化钾溶液。

22．氢氧化锆 - 枸橼酸试剂

甲液：取氢氧化锆 2g，加甲醇使溶解成 100ml，即得。

乙液：取枸橼酸 2g，加甲醇 100ml 使溶解，即得。

应用时分别加入。

23．氢氧化钠试剂　取氢氧化钠 4.3g，加水使溶解成 100ml，即得。

24．醋酸镁试剂　取醋酸镁 10g，加水使溶解成 100ml，即得。

25．盐酸羟胺 - 三氯化铁试剂

甲液：新鲜配制的 1mol/L 羟胺盐酸盐的甲醇溶液。

乙液：1.1mol/L 氢氧化钾甲醇溶液。

丙液：取三氯化铁 1g 溶于 1% 盐酸 100ml 中。

应用时甲、乙、丙三溶液按次序滴加，或甲、乙两溶液等量混合滴加后再加丙液。

26．内酯环的开环 - 闭环试剂

甲液：1% 氢氧化钠水溶液。

乙液：2% 盐酸溶液。

具内酯环结构的化合物加入甲液后，须加热才能水解开环溶于碱水，再加乙液生成沉淀。如有游离羧基和酚羟基，则加入甲液不加热即可溶解。

27．碱性 3,5- 二硝基苯甲酸试剂

甲液：2% 3,5- 二硝基苯甲酸甲醇溶液。

乙液：1mol/L 氢氧化钾水溶液。

应用前将甲、乙两液等量混合。

28．碱性苦味酸试剂　将饱和苦味酸和 10% 氢氧化钠液按 5:1 体积比混合，临用时配制。

29．碱性亚硝酰铁氰化钠试剂　称取 1g 亚硝酰铁氰化钠，溶于 2mol/L 氢氧化钠 -95% 乙醇（1:1）的水溶液 100ml 中。

30．红细胞混悬液（溶血试验试剂）　取新鲜兔血（由心脏或耳静脉取血）适量，用洁净小毛刷迅速搅拌，除去纤维蛋白，用生理盐水反复离心洗涤至上清液无色后，量取沉降红细胞，加入生理盐水配成 2% 混悬液，贮于冰箱内备用（贮存期 2～3 天）。

31．醋酐 - 浓硫酸试剂　取醋酐 5ml，溶解后，加浓硫酸数滴，摇匀，即显紫色。

32．亚铁氰化铁（普鲁士蓝）试剂

甲液：10% 氢氧化钾水溶液。

乙液：10% 硫酸亚铁水溶液（用前配制）。

丙液：10% 盐酸水溶液。

丁液：5% 三氯化铁水溶液。

33．三氯化锑试剂　取三氯化锑 25g，溶于三氯甲烷 75g 中（亦可用三氯甲烷或四氯化碳的饱和溶液）。

34．五氯化锑试剂　取五氯化锑和三氯甲烷（或四氯化碳）按 1:4 在用前配制。

35．三氯醋酸试剂　取三氯醋酸 3.3g，溶于三氯甲烷 10ml 中，再加入过氧化氢 1～2 滴。

36．香草醛 - 硫酸试剂　取 1% 香草醛 60% 硫酸液或取香草醛 0.5g 溶于 100ml 硫酸 - 乙醇（4:1）混合液中。

37．氯化钠 - 明胶试剂　取白明胶 1g，溶于 10% 的氯化钠水溶液 100ml 中。

38．双缩脲试剂

甲液：1% 硫酸铜水溶液。

乙液：10% 氢氧化钠水溶液。

39．茚三酮试剂　取茚三酮 0.3g，溶于正丁醇 100ml 中，再加醋酸 3ml 即得，或取茚三酮 0.2g，溶于 100ml 丙酮或乙醇中。

40. 吲哚醌试液　取 α,β- 吲哚醌 0.1g，加丙酮 10ml，再加盐酸 1ml，摇匀，临用前配制。

41. 重铬酸钾硫酸试剂　取重铬酸钾 5g，溶于 100ml 40% 的硫酸水溶液中。

42. 碱性高锰酸钾试剂

甲液：1% 高锰酸钾水溶液。

乙液：5% 碳酸钠水溶液。

应用时等量混合。

43. 2,4- 二硝基苯肼试剂　取 0.5g 2,4- 二硝基苯肼溶于甲醇 100ml 中，并加 25% 盐酸 1ml。

44. 荧光素 - 溴试剂　检查不饱和化合物。

甲液：0.1% 荧光素乙醇溶液。

乙液：5% 溴的四氯化碳溶液。

甲液喷后，再用乙液熏。

喷洒后处理：喷洒荧光素溶液后，放置于存有溴溶液的缸内，可于紫外线灯下检查荧光。荧光素与溴化合成曙红（无荧光），而不饱和化合物则成溴加成物，保留了原有荧光；若点样量较多，则呈黄色斑点，底板呈红色。

45. 钒酸钠 - 浓硫酸试剂　检查生物碱。

显色剂：1% 钒酸钠的浓硫酸溶液。与多种生物碱呈不同颜色。

46. 钼酸铵 - 硫酸溶液

显色剂：取钼酸铵 2.5g，加硫酸 15ml，加水使溶解成 100ml，即得。本液配制后两周即不能用。

47. 碘化汞钾试液

显色剂：取碘化钾 10g 与碘化汞 13.5g，加水溶解并稀释至 100ml，临用前与等容的 25% 氢氧化钠溶液混合，即得。

48. 三氯化铁试剂　检查酚类及内酯成分。

显色剂：1%～5% 三氯化铁的水溶液或乙醇溶液。并加盐酸少许。内酯类呈红色斑点，酚类呈蓝色斑点或绿色斑点。

49. 氯胺 T- 三氯醋酸试剂　检查强心苷。

甲液：3% 氯胺 T 水溶液新鲜制备。

乙液：25% 三氯醋酸乙醇溶液（能保存数天）。

用前取甲液 10ml、乙液 40ml 混合。

喷洒后处理：110℃加热 7 分钟，于紫外线灯下检视，呈蓝色或黄色荧光。

50. 溴百里蓝钠盐试剂　检查氨基酸、肽和蛋白质。

显色剂：0.1% 溴百里蓝钠盐水溶液。

喷洒后处理：稍烘一下，呈蓝紫色或绿色，背景为黄色。

51. 酸碱指示剂　检查有机酸。

显色剂：0.05% 溴酚蓝（或溴甲酚绿或溴百里酚蓝）的乙醇溶液。

52. 对二甲氨基苯甲醛试液　取对二甲氨基苯甲醛 0.125g，加无氮硫酸 65ml 与水 35ml 的冷混合液溶解后，加三氯化铁试液 0.05ml，摇匀，即得。本液配制后 7 天即不适用。

53. 过氧化氢试液　取浓过氧化氢溶液（30%），加水稀释成 3% 的溶液，即得。

54. 品红亚硫酸试液　取碱式品红 0.2g，加热水 100ml 溶解后，放冷，加亚硫酸钠溶液

（1→10）20ml，盐酸 2ml，用水稀释至 200ml，加活性炭 0.1g，搅拌并迅速滤过，放置 1 小时以上，即得。本液应临用新制。

55．氢氧化钡试液　取氢氧化钡，加新沸过的冷水使成饱和溶液，即得。本液应临用新制。

56．氨制氯化铜试液　取氯化铜 22.5g，加水 200ml 溶解后，加浓氨试液 100ml，摇匀，即得。

57．高氯酸试液　取 70% 高氯酸 13ml，加水 500ml，取 70% 高氯酸精确至 pH 0.5，即得。

58．硝酸汞试液　取黄氧化汞 40g，加硝酸 32ml 与水 15ml，即得。本液应置具玻璃塞瓶内，在暗处保存。

59．硫酸铜试液　取硫酸铜试液 12.5g，加水使溶解成 100ml，即得。

60．碳酸钠试液　取水合碳酸钠 12.5g 或无水碳酸钠 10.5g，加水使溶解成 100ml，即得。

61．碳酸氢钠试液　取碳酸氢钠 5g，加水使溶解成 100ml，即得。

62．糠醛试液　取糠醛 1ml，加水使溶解成 100ml，即得。本液应临用新制。

六、生物鉴定试剂的配制

1．分离胶缓冲液　取三羟甲基氨基甲烷 36.6g，1mol/L 的盐酸 48.0ml，加水到 100ml。

2．分离胶贮液　取丙烯酰胺 28g，甲叉双丙烯酰胺 0.74g，加水到 100ml，过滤后使用。

3．过硫酸铵溶液　过硫酸铵 0.56g 溶于 100ml 水中（4℃下保存）。

4．浓缩胶缓冲液　取三羟甲基氨基甲烷 5.98g，1mol/L 的盐酸 48.0ml，加水到 100ml。

5．浓缩胶贮液　取丙烯酰胺 10g，甲叉双丙烯酰胺 25g，加水到 100ml，过滤后使用。

6．维生素 B_2 溶液　取维生素 B_2 4mg，加水到 100ml。

7．40% 的蔗糖溶液　取蔗糖 40g，加水到 100ml。

8．四甲基乙二胺溶液　原液。

9．电极缓冲液　取三羟甲基氨基甲烷 6g，甘氨酸 28.9g，加水溶解并稀释到 1000ml，使用前再稀释 10 倍。

10．溴酚蓝指示剂　取溴酚蓝 0.1g，加水到 100ml。

11．染色液　取考马斯亮蓝 R250 或 G250 0.2g，用少量甲醇溶解后，用含有 20% 的甲醇和 7% 的醋酸水溶液稀释到 200ml。

12．脱色液　20% 甲醇和 7% 的醋酸水溶液。

七、常用缓冲溶液的配制

1．草酸盐标准缓冲液　精密称取在 115℃±3℃ 干燥 4～5 小时的草酸三氢钾 12.71g，加水使溶解并稀释至 1000ml。

2．苯二甲酸盐标准缓冲液　精密称取在 115℃±5℃ 干燥 2～3 小时的邻苯二甲酸氢钾 10.21g，加水使溶解并稀释至 1000ml。

3．磷酸盐标准缓冲液　精密称取在 115℃±5℃ 干燥 2～3 小时的无水磷酸氢二钠 3.55g，与磷酸二氢钾 3.40g，加水使溶解并稀释至 1000ml。

4．硼砂标准缓冲液　精密称取硼砂 3.81g（注意避免风化），加水使溶解并稀释至

1000ml，置聚乙烯塑料瓶中，密塞，避免空气中二氧化碳进入。

5．氢氧化钙标准缓冲液　于25℃，用无二氧化碳的水制备氢氧化钙的饱和溶液，取上清液使用。存放时应防止空气中二氧化碳进入。一旦出现浑浊，应弃去重配。

6．枸橼酸－磷酸氢二钠缓冲液（pH 4.0）

甲液：取枸橼酸21g或无水枸橼酸19.2g，加水使溶解成1000ml，置冰箱内保存。

乙液：取磷酸氢二钠71.63g，加水使溶解成1000ml。

取上述甲液61.45ml与乙液38.55ml，混合，摇匀，即得。

7．醋酸－醋酸铵缓冲液（pH 6.0）　取醋酸铵54.6g，加1mol/L醋酸溶液20ml，溶解后，加水稀释至500ml，即得。

附录4　常用试纸的制备法

1．三硝基苯酚试纸　将滤纸条浸入三硝基苯酚的饱和水溶液中，湿透后，取出，阴干，即得。临用时，浸入碳酸钠溶液（1→10）中，使均匀湿润。

2．姜黄试纸　取滤纸条浸入姜黄指示液中，湿透后，置玻璃板上，在100℃干燥，即得。

3．硝酸汞试纸　取硝酸汞的饱和溶液45ml，加硝酸1ml，摇匀，将滤纸条浸入此溶液中，湿透后，取出晾干，即得。

4．醋酸铜联苯胺试纸　取醋酸联苯胺的饱和溶液9ml，加水7ml与0.3%醋酸铜溶液16ml，将滤纸条浸入此溶液中，湿透后，取出，晾干，即得。

5．淀粉碘化钾试纸　取1g可溶性淀粉置小烧杯中加水10ml，用玻璃棒搅成糊状，然后边搅拌边倒入正在煮沸的200ml水中并继续加热2～3分钟至溶液变清为止，再加入0.2g $HgCl_2$（防霉），制成淀粉溶液。再向其中溶解0.4g KI及0.4g $Na_2CO_3 \cdot 10H_2O$，将滤纸浸入其中，浸透后取出晾干。用于检测能氧化 I^- 的氧化剂如 Cl_2、Br_2、NO_2、O_3、$HClO$、H_2O_2 等，润湿的试纸遇上述氧化剂变蓝，也可以用来检测 I_2。

6．淀粉试纸　将滤纸浸入上列未加 KI、$Na_2CO_3 \cdot 10H_2O$ 的淀粉溶液中，浸透后取出晾干。润湿时遇 I_2 变蓝。用于检测 I_2 及其溶液。

7．醋酸铅试纸　将滤纸浸入3%的醋酸铅溶液中，浸透后取出，在无 H_2S 的环境中晾干。遇 H_2S 变黑色，用于检验痕量的 H_2S。

8．亚铁氰化钾试纸　将滤纸浸入饱和亚铁氰化钾溶液中，浸透后取出晾干。遇含 Fe^{3+} 的溶液呈蓝色，用于检验溶液中的 Fe^{3+}。

9．苦味酸钠试纸　取适当大小的滤纸条，浸入苦味酸饱和水溶液中，浸透后取出，晾干，再浸入10%碳酸钠水溶液内，迅速取出，晾干即得。

附录5　各类化学成分鉴定方法

化学鉴定就是利用各种成分与各种化学试剂反应产生各种不同现象，如颜色、沉淀、气泡等来鉴定所含成分是何类化合物。各类化学成分在不同溶剂中的溶解度不同，用不同的溶剂进行处理，然后进行定性反应，根据各化学反应的结果，进行分析判断，以了解药材中可能含有哪些化学成分。常见的各类化学成分定性鉴定方法如下。

一、检识糖类、多糖和苷类成分

1. α-萘酚试验　取样品水提取液 1ml，加入 10% α-萘酚乙醇试剂 1～2 滴振摇后，倾斜试管，沿管壁缓缓加入 0.5ml 浓硫酸，使其分层。在两层液面交界处出现紫色环。

2. 菲林试验　取样品水提取液 1ml，加入新鲜配制的菲林试剂 4～5 滴，在沸水浴上加热数分钟，产生砖红色或黄色沉淀。

3. 苯胺-邻苯二甲酸试验　取样品水提取液点于滤纸片上，干燥后，喷洒苯胺-邻苯二甲酸试剂，在 105℃ 加热数分钟，显棕色或红棕色。

4. 间苯二胺试验　样品水提取液点在滤纸片上，喷洒间苯二胺试剂，在 105℃ 加热 5 分钟，呈现黄色荧光。

5. 成脎试验　药材的水浸液与盐酸苯肼液共同加热，生成糖脎的黄色结晶物，取结晶镜检，视结晶形状的不同而鉴定某些糖。

二、检识酚类和鞣质成分

1. 三氯化铁试验　取样品水提取液 1ml，加醋酸酸化后，加 1% 三氯化铁试剂数滴，溶液呈现绿、蓝绿、蓝黑或暗紫色。

2. 香草醛-盐酸试验　取样品水提取液点于滤纸片上，干燥后，喷洒香草醛-盐酸试剂，立即呈不同程度的红色。

3. 三氯化铁-铁氰化钾试验　取样品水提取液点于滤纸片上，干燥后，喷洒铁氰化钾溶液，晾干。遇含 Fe^{2+} 的溶液变成蓝色。喷洒三氯化铁-铁氰化钾试剂，立即呈现蓝色斑点。

三、检识氨基酸、多肽和蛋白质成分

1. 茚三酮试验　取样品水提取液 1ml，加 0.2% 茚三酮乙醇试剂 2～3 滴，摇匀，在沸水浴中加热数分钟，冷却后溶液如显蓝色或蓝紫色，表明含有氨基酸、多肽或蛋白质。此试验可在滤纸片上进行，取样品水提取液点在滤纸片上，喷洒茚三酮试剂后，在 100℃ 左右的烘箱中放置 2 分钟，呈紫红色或蓝色斑点，表明含有氨基酸、多肽等，也有少数氨基酸呈黄色斑点。

2. 双缩脲试验　取样品水提取液 1ml，加入 40% 氢氧化钠试剂 2 滴，摇匀，再逐滴加入 1% 硫酸铜溶液，边加边摇匀，溶液呈现紫色或红紫色。

3. 吲哚醌试验　取样品水提取液点于滤纸片上，干燥后，滴上或喷洒吲哚醌试剂后，用吹风机吹干，待醋酸味不太浓时，放 100℃ 烘箱中烘 5～10 分钟显现各种颜色。表明含有氨基酸及低分子的肽类化合物。

4. 溴百里蓝钠盐试验　取样品水提取液点于滤纸片上，喷洒溴百里蓝钠盐试剂，呈现蓝紫色或绿色，背景为黄色。

四、检识皂苷类成分

1. 泡沫试验　取样品水提取液 1～2ml 置于试管内，剧烈振摇 2 分钟，如产生大量持续性泡沫，再把溶液加热至沸，加乙醇再振摇，产生大量持续性泡沫。

2. 溶血试验　取样品水提取液滴于滤纸片上，干燥后，喷雾红细胞混悬液，数分钟后，在红色底色中出现白色或淡黄色斑点,表明有皂苷存在,本实验也可在试管中进行。

五、检识有机酸类成分

1. pH 试纸试验　取样品水提取液,以 pH 试纸检查,如 pH<7 显酸性,则表示含有机酸或酚类化合物。

2. 溴酚蓝试验　取样品水提取液点于滤纸片上,喷洒 0.1% 溴酚蓝的 70% 乙醇溶液,如含有机酸,应立即在蓝色背景上显黄色的斑点。如显色不明显,可再喷洒稀氨溶液,然后暴露于盐酸蒸气中,背景逐渐由蓝色变为黄色,而有机酸的斑点仍为蓝色。

六、检识生物碱类成分

1. 碘化铋钾试验　取样品酸水溶液 1ml,加碘化铋钾试剂 1～2 滴,立即有橘红色沉淀产生。此试验在滤纸片上进行更为敏感。

2. 碘化汞钾试验　取样品酸水溶液 1ml,加碘化汞钾试剂 2～3 滴,产生白色沉淀。若试剂过量,沉淀又被溶解。

3. 碘 - 碘化钾试验　取样品酸水溶液 1ml,加入碘 - 碘化钾试剂 2～3 滴,产生褐色或暗褐色沉淀。

4. 硅钨酸试验　取样品酸水溶液 1ml,加硅钨酸试剂 2～3 滴,产生黄色沉淀或结晶。

5. 磷钼酸试验　在酸性溶液中与生物碱生成淡黄色或橙黄色的沉淀。

6. 苦味酸试验　与生物碱生成结晶或非晶形沉淀。

7. 雷氏铵盐试验　在稀酸溶液中,与生物碱生成淡红色沉淀。滤取沉淀,以冰水或乙醇洗涤,干燥后称定重量,即可按重量法测定生物碱的含量。

8. 二硫化碳试验　麻黄碱或伪麻黄碱的乙醇溶液,加入二硫化碳试液、氯化铜和氢氧化钠试液各 1 滴,产生棕色或黄色沉淀(麻黄碱的显色反应 / 仲胺鉴别反应)。

9. 生物碱的显色反应　生物碱的显色试剂的种类很多,其显色反应随生物碱的化学结构不同而异,一般显色反应主要作用于纯生物碱。粗提物反应不明显。

(1)矾酸铵 - 浓硫酸溶液试剂:为 1% 矾酸铵的浓硫酸溶液。遇阿托品显红色,可待因显蓝色,士的宁显紫色。

(2)钼酸铵 - 浓硫酸溶液试剂:为 1% 钼酸钠或钼酸铵的浓硫酸溶液。遇乌头碱呈黄棕色,小檗碱显棕绿色,阿托品与士的宁不显色。

(3)甲醛 - 浓硫酸试剂:为 30% 甲醛溶液 0.2ml 与 10ml 浓硫酸的混合溶液,遇吗啡显橙色至紫色,可待因显红色至黄棕色,咖啡因不显色。

(4)浓硫酸:乌头碱显紫色,小檗碱显绿色,阿托品不显色。

(5)浓硝酸:小檗碱显棕红色,秋水仙碱显蓝色,乌头碱显红棕色,咖啡因不显色。

七、检识黄酮类成分

1. 三氯化铝试验　取样品乙醇提取液点于滤纸片上,喷洒三氯化铝试剂,干燥后,呈黄色斑点,于紫外线灯下观察,有明显荧光。

2. 盐酸 - 镁粉(或锌粉)试验　取样品乙醇提取液 1ml,加入镁粉适量,振摇,滴加几滴浓盐酸,1～2 分钟内(必要时加热),出现红、紫等颜色(多数黄酮醇、二氢黄酮及二氢黄酮醇类化合物显红色、紫红色,少数显紫蓝色)。

3. 氨熏试验　取样品乙醇提取液滴在滤纸片或硅胶薄层板上,置氨气中微熏片刻,呈黄色或深黄色。置紫外线灯下观察呈黄色荧光。

4. 醋酸镁甲醇试验　药材乙醇或甲醇溶液滴于滤纸上,干后喷雾醋酸镁甲醇试剂,置紫外线灯下观察,二氢黄酮类与二氢黄酮醇类多显天蓝色荧光,黄酮类、黄酮醇类与异黄酮类多显黄色、橙色至棕色。

5. 醋酸铅试验　生药水浸液加中性醋酸铅或碱式醋酸铅试剂,生成黄色、红色或橙红色沉淀。

八、检识蒽醌类成分

1. 碱液试验　取样品乙醇提取液 1ml,加 10% 苛性碱试剂呈红色,如再加酸,使成酸性,则红色褪去。

2. 醋酸镁试验　取样品乙醇提取液 1ml,加入 1% 醋酸镁试剂数滴,产生橙红色、紫色等颜色。此反应也可在滤纸片或薄层板上进行。

3. 硼酸试验　取样品乙醇提取液点于薄纸片上,干燥后,喷洒 12% 硼酸水溶液,呈黄橙、红色或荧光。

九、检识甾体和三萜类成分

1. 醋酐 - 浓硫酸试验　取样品乙醇提取液 1ml,置蒸发皿中蒸干,加入冰醋酸 1ml 使残渣溶解,再加醋酐 1ml,最后滴入浓硫酸 1 滴,溶液依次呈现黄、红、紫、蓝、墨绿色。如为三萜成分,不呈绿色,而多为玫瑰红色。

2. 三氯甲烷 - 浓硫酸试验　取样品乙醇提取液 1ml,置蒸发皿中蒸干,向残渣中加入三氯甲烷 1ml 使其溶解。三氯甲烷液放于试管内,加入浓硫酸 1ml,如三氯甲烷层显红色或青色,硫酸层有绿色荧光,表明含有甾体或皂苷。也可将反应后的硫酸层用吸管吸出,滴在硅胶薄层板上,置紫外线灯下观察荧光。

3. 三氯化锑试验　取样品乙醇提取液点于滤纸片上,干燥后,喷洒三氯化锑试剂,于100℃加热 3～5 分钟,呈现各种颜色。

4. 五氯化锑试验　取样品乙醇提取液滴加于滤纸片或硅胶薄层板上,喷洒五氯化锑试剂,120℃加热至斑点出现,并于紫外线灯下观察,显荧光。

5. 间二硝基苯试验　取样品乙醇提取液滴加在滤纸片上,喷洒间二硝基苯试剂后,置空气中干燥约 10 分钟,呈黄褐色或紫色。

十、检识强心苷类成分

1. 三氯醋酸试验　取供试样品的乙醇液滴于滤纸片上,干燥后,喷洒三氯醋酸试剂,110～120℃烘 10 分钟。取出在紫外线灯下观察。呈现蓝紫、蓝、黄等各种颜色。

2. 碱性 3,5- 二硝基苯甲酸试验　取样品约 1mg,以少量 50% 的乙醇溶解后加入 0.1ml 1% 新鲜配制的碱性 3,5- 二硝基苯甲酸试剂,溶液产生红色或紫色。此反应也可在滤纸片或薄层板上进行。

3. 碱性苦味酸试验　取供试样品的乙醇或甲醇液 1ml,加入等量碱性苦味酸试剂,溶液立即或放置 15 分钟后有红色或橙色出现。

4. 亚硝酰铁氰化钠试验　取样品 1～2mg 溶于 2～3 滴吡啶中,加入 1 滴 3% 亚硝酰铁氰化钠试剂 1～2 滴，混匀，再滴加 1 滴 10% 氢氧化钠试剂，溶液先呈深红色，而后又渐渐褪去。

5. α- 去氧糖试验　取样品 1mg 溶于 5ml 冰醋酸中，倾入小试管中，加 1 滴 20% 三氯化铁水溶液，沿管壁加入浓硫酸 5ml，使分成两层，如冰醋酸层呈蓝色或蓝绿色，交界面上出现紫色或红色环，表明含有 α- 去氧糖。

注意：以上几个试验，如果供试样品中有蒽醌类化合物，均有干扰，为此可将乙醇提取液蒸干，残渣用 1% 氢氧化钠溶液除去蒽醌成分，不溶解的残渣再按各项试验要求处理。

十一、检识香豆素、内酯类成分

1. 异羟肟酸铁试验　取供试样品的乙醇液滴于滤纸片上，吹干。喷洒碱性羟胺试剂并在约 100℃ 的恒温箱中（或电炉上加热），放置 3～5 分钟，取出，再喷洒酸性三氯化铁试剂，呈现紫红色斑点，背景为黄色至淡黄色。若将显色后的滤纸片重新置于恒温箱中片刻，可减轻黄色背景，更易于观察。

2. 荧光试验　取样品的乙醇液，滴于滤纸片或薄层板上，干燥后置于紫外线灯下观察，如呈现蓝 - 绿色荧光，再喷雾 1% 氢氧化钾试剂，荧光加强。

3. 内酯环开环 - 闭环试验　取样品的乙醇液 1ml，加 1% 氢氧化钠试剂 2ml，在沸水浴中煮沸 3～4 分钟，得澄清溶液，再加 2% 盐酸 3～5 滴酸化，溶液变为浑浊（注：酚类和有机酸也会产生正反应）。

4. 重氮盐偶联试验　取供试样品的乙醇液 1ml，加 5% 碳酸钠试剂数滴，置沸水浴中加热数分钟，冷却后，加新配制的重氮盐试剂数滴，呈红色或紫红色。

十二、检识挥发油和脂肪油类成分

1. 油斑试验　取样品石油醚提取液滴加在滤纸片上，室温挥去溶剂后，滤纸片上如留有油斑，表明含脂肪油或挥发油，若稍经加热油斑消失或减少，表明为挥发油。如油斑无变化，为脂肪油。

2. 香草醛 -60% 硫酸试验　取样品石油醚提取液滴于滤纸片或薄层板上，喷洒香草醛 -60% 硫酸试剂，显红、蓝、紫等各种颜色。

3. 荧光素试验　取样品石油醚提取液滴于滤纸片上，喷洒 0.05% 荧光素试剂后，将滤纸片暴露在溴蒸气（或碘蒸气）中。呈现黄色，背景很快变为淡红色。

4. 磷钼酸试验　取样品石油醚提取液滴于滤纸片上，喷洒 25% 磷钼酸试剂后，放入 115～118℃ 烘箱中 2 分钟，呈现蓝色，背景为黄绿色或藏青色。

十三、检识氰苷类成分

1. 苦味酸钠试验　取样品药粉 0.5g，放入试管中，加蒸馏水数滴使湿润，悬挂一条苦味酸钠试纸，用胶塞密塞，将试管放于 50～60℃ 水浴中 15～30 分钟，试纸由黄色变为砖红色。

2. 普鲁士蓝试验　取样品粉末 0.5g，放入试管中，加蒸馏水数滴湿润，立即用 10% 氢氧化钾溶液湿润的滤纸覆盖管口包紧，置于 50～60℃ 水浴中，加热 15～30 分钟后，取下滤纸。于滤纸上加 1 滴 10% 硫酸亚铁试剂，加 1 滴 10% 盐酸酸化，再加 1 滴 5% 三氯化铁试剂，显蓝色。

附录6　偏光显微镜的使用

偏光显微镜（polarizing microscope），是用于研究所谓透明与不透明各向异性材料的一种显微镜。因常用于矿物或岩石薄片的观察和分析，又称矿物显微镜或岩石显微镜。偏光显微镜和普通显微镜相似，其主要特点是装有两个尼科尔棱镜（Nicol prism），也可用人造偏振片（artificial polaroid）安装在普通显微镜上以代替价格较贵的偏光显微镜。凡具有双折射的物质，在偏光显微镜下就能分辨得很清楚。

一、基 本 原 理

自然光是一种在与其前进方向垂直的平面上各个方向振动的波。当它通过各向同性透明体（isotropic transparent body）如玻璃后，它的这种性质并不发生改变；但如通过各向异性透明体（anisotropic transparent body）如大多数晶体后，它就会分成两支折射率不同的光线射出，这种性质称为双折射性（birefringence）。这两支射出线都只在单一方向振动，而且振动方向互相垂直。这种只有单一方向振动的光波就称为偏振光（polarized light）。尼科尔棱镜作为偏光装置是利用两支偏振光中的一支，而取消另一支。

二、基 本 结 构

偏光显微镜在聚光镜的下面装有一个尼科尔棱镜（或偏振片）称为起偏镜（或下偏光镜），在物镜与目镜之间装有另一个尼科尔棱镜（或偏振片）称为检偏镜（或上偏光镜）。载物台是圆形的并且可以水平方向移动，边缘有刻度，借游标之助可以读出转动的角度。在目镜和检偏镜之间还装有一个伯特兰透镜（Bertrand lens），可以拉出或推入，用来帮助研究呈现在物镜主焦点平面内的物像。偏光显微镜的镜筒下部还有一个检查片插入孔。检查片（test plate）是把石膏或云母的透明薄片或一端薄一端厚的石英片粘贴在玻片上并装在金属框内而成，呈窄长形，用时插入检查片插孔中。另有一种圆片状的检查片，则可配合偏振光放在目镜上面应用。如附图1所示。

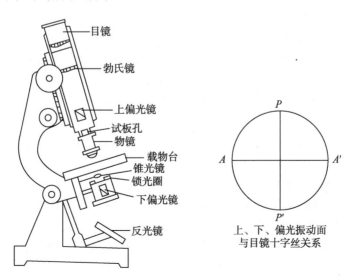

附图1　偏光显微镜及偏光振动方向图

三、操 作 方 法

（一）装卸镜头

1. 装目镜　将选用的目镜插入镜筒，并使目镜十字丝位于东西、南北方向。双目镜筒还需调节两个目镜间的距离，使眼睛间距与双筒视域一致。

2. 装卸物镜　因显微镜型号不同，物镜的装卸有下列几种情况。

（1）弹簧夹型：将物镜上的小钉夹于镜筒下端弹簧中央的凹陷处，即可卡住物镜。

（2）转盘型：将物镜安装在镜筒下端的物镜旋转盘上，再将需用的物镜转到镜筒正下方（光学系统中），转至弹簧卡住为止（即似有阻碍时）。转过头或未到应有位置都会使物镜过分偏离目镜中轴而不能校正中心。

（3）螺丝口型：将选用的物镜安装在镜筒下方的螺丝口上，拧紧为止。

（二）调节照明（对光）

装上目镜及中倍物镜（10× 或 8×）以后，轻轻推出上偏光镜及勃氏镜（或转出勃氏镜），打开锁光圈，目视镜筒内，转动反光镜使对准光源，直至视域最明亮为止。如果视域总是不亮，可去掉目镜或推入勃氏镜，观察光源像。若看不见光源，说明反光镜位置不对或有别的障碍。去掉障碍，转动反光镜直至光源照亮整个视域或其中央部分。再装上目镜或推出勃氏镜，视域必然明亮。注意不能把反光镜直接对准太阳光。

（三）调节焦距

调节焦距是为了使薄片中的物像清晰可见，其调节步骤如下：

1. 完成装卸镜头及调节照明之后，将欲测物置载物台中心，并用载物台上的一对弹簧夹夹紧。必须使薄片的盖玻璃朝上，否则不能准焦，特别是使用高倍物镜时。

2. 从侧面观察，转动粗准焦螺旋，使镜筒下降或使载物台上升，至镜筒下端的物镜与载物台上的薄片比较靠近为止。若使用高倍物镜时，必须使物镜几乎与薄片接触为止。

3. 从目镜中观察，转动粗准焦螺旋，使镜筒缓缓上升，或使载物台缓缓下降，至视域内物像基本清楚，再转动微动调焦螺旋，直至视域内物像完全清晰为止。

（四）校正中心

在偏光显微镜的光学系统中，载物台的旋转轴，物镜中轴及目镜中轴应当严格在一条直线上。此时，转动载物台，视域中心即目镜十字丝交点的物像不动，其余物像绕视域中心做圆周运动。如果它们不在一条直线上，当转动载物台时，视域中心的物像将离开原来的位置，连同其他部分的物像绕另一中心旋转。这个中心（0 点）代表载物台的旋转轴位置。在这种情况下，不仅可能把视域内的某些物像转出视域之外，妨碍观察，而且影响某些光学数据的测定精度。特别是使用高倍物镜时，根本无法观察。因此，必须进行校正，使目镜中轴、物镜中轴与载物台旋转轴一致。这就是校正中心。校正中心的具体步骤如下：

1. 观察旋转工作台上的切片，在切片中找一小黑点，使位于目镜十字线中心。

2. 转动工作台，若物镜光轴与工作台中心不一致，黑点即离开十字线中心绕一个圆转动。圆的中心 S 即为工作台的中心。

3. 将小黑点转至 01（此时距十字线中心最远），借物镜座上两个调节螺丝调节 S 与 0 重合，使得小黑点自 01 移回 001 距离一半。

4. 如此循环进行上述三步骤，可使物镜光轴与旋转工作台中心重合。

（五）视域直径的测定

1. 测量中倍或低倍物镜的视域直径，可以直接使用有刻度的透明尺测定。测定时，将透明尺置载物台中心部位，对准焦点后，观察视域直径的长度值，记录该数值备以后查用。

2. 测量高倍物镜的视域直径，可以使用物台微尺测定。物台微尺是嵌在玻璃片中心的一个小微尺。微尺的总长度 1～2mm，其中刻有 100～200 个小格，每小格等于 0.01mm。测量时将物台微尺置载物台中心，对准焦点，观察视域直径相当于物台微尺的多少小格。若为 20 格，则视域直径等于 20×0.01=0.2mm。

（六）目镜十字丝的检查

测定某些光学性质时，目镜十字丝是否正交较为重要。检查时，先将具有直边的矿物颗粒置视域中心，使矿物的直边与目镜十字丝横丝平行，记录载物台读数；转动载物台 90°，观察矿物直边是否与十字丝纵丝平行。如果平行，说明十字丝是正交的；如果不平行，说明十字丝不正交，需作专门修理。

（七）偏光镜的校正

在偏光显微镜的光学系统中，上、下偏光镜振动方向应当正交，而且是东西、南北方向，并分别与目镜十字平行。其校正方法如下：

1. 确定起偏振镜或检偏振镜振动方向　将检偏振镜自镜中推出，只留一个起偏振镜观察工作台上的黑云母切片，转动工作台，当黑云母解理与起偏振镜的振动方向平行时，对黑云母吸收性最强，此时呈现深棕色；当解理与起偏振镜的振动方向垂直时，黑云母吸收性微弱，此时晶体呈现淡黄色，据此就能确定起偏振镜的振动方向。另一法是将起偏振镜自显微镜上取下，通过起偏振镜以较大倾斜角观察任一光亮的反射表面，转动起偏振镜至一最暗位置，即可确定起偏振镜振动方向与水平方向（左右不限）垂直，因光亮表面反射来的部分偏振光振动方向始终是观察者的左右方向。

2. 检查上、下偏光镜振动方向　是否正交使用中倍物镜，调节照明使视域最亮。推入上偏光镜，如果视域黑暗，证明上、下偏光镜振动方向正交。若视域不黑暗，说明上、下偏光镜振动方向不正交。如果下偏光镜振动方向已经校正至东西方向，则需要校正上偏光镜振动方向。转动上偏光镜至视域黑暗为止（相对黑暗）。如果显微镜中的上偏光镜不能转动，则需要作专门修理。

经过上述校正之后，目镜十字丝应当严格与上、下偏光镜振动方向一致。但有些显微镜的目镜没有定位螺丝，使用过程中或更换目镜时，可能使目镜十字丝位置改变，因此，需要校正目镜十字丝的位置。

3. 检查目镜十字丝是否严格与上、下偏光镜振动方向一致　检查方法同 1 项在单偏光下观察黑云母切片，当黑云母解理与起偏振镜的振动方向平行时，颜色最深，呈深棕色，此目镜分划板十字线之一应与黑云母解理方向平行。

四、使用注意事项

1. 用低倍物镜时，应将拉索透镜移出光路，同时用平面反射镜引入光线。用高倍物镜及观察锥光图时，必须将拉索透镜引入光路，为增加视域亮度，可用凹面反射镜引入光线。聚光镜之间的可变光栏可调节进光量的大小。

2. 勃氏镜在一般情况下是不用的，只有当在高倍物镜下看锥光图时才将勃氏镜加进光路。此时勃氏镜连同目镜构成一个放大镜以观察物镜后焦面上的锥光束干涉图，须注意在照明光源上加毛玻片或在引入光线的方向上应无障碍物，以免使灯丝像或窗户框子、树、天空云彩等成像引起干扰。在观察微小矿物时，应在光路中加入小孔光栏。

3．当用人工照明光源时，须将反射镜拔下，换插上灯室，并在起偏振镜下加蓝色滤色片。调节灯室上的两个螺钉，以使视场照片均匀。

4．当使用高倍物镜观察时，一般都先用低倍物镜来寻找目标，这时应先调节低倍物镜光轴与旋转工作台中心重合，并使欲观察的目标移向视场中心，然后更换上高倍物镜。调换时，将镜筒升高使物镜离开切片，这样可避免因物镜碰到切片而使切片走动。同时应注意不使物镜调节螺丝走动。

5．在使用过程中必须注意要先旋转微动手轮，使微动处于中间位置，再转动粗调手轮，将镜筒下降使物镜靠近切片（从侧面观察）；然后在观察切片的同时再慢慢上升镜筒至看清物体的像为止，这样可避免物镜与切片相互碰撞而压坏切片和损坏镜头。

6．如需进行显微摄影，应加接上所用的显微摄影系统，各种摄影系统的使用和连接方法可能有所不同。

7．仪器使用完毕，须转动粗动手轮将物镜提起，关闭灯源。

附录7　电子显微镜简介

电子显微镜简称电镜，有透射电镜和扫描电镜两种。由于商品透射电镜较扫描电镜早30多年问世，因而习惯所说的电镜常指透射电镜。它们都是用电子光学方法将具有一定能量的电子流，聚焦成微细电子束，通过与试样物质的相互作用，激发出能表示样品围观特征的各种信息，从而得到有关样品的形貌、成分和结构等方面的许多资料。但在成像原理、性能、应用和制样等方面透射电镜和扫描电镜各有不同。

1．透射电镜　是以波长极端的电子束作为照明源，用电磁透镜聚焦成像的一种高分率、高放大倍数的电子光学仪器。由电子光学系统（镜筒）、电源和控制系统（包括电子枪高压电源、透射电源、控制线路电源等）、真空系统三部分组成。镜筒是核心，光路原理与普通光学透射显微镜相似，只是以磁透镜取代了玻璃透镜，以电子枪代替普通光源，整个体系应在真空下进行而已。如附图2，为透射电镜的光路原理图。

由热阴极发射的电子，在 $50\sim100kV$ 的加速加压作用下形成高速电子流，通过磁透镜后被聚成很细的电子束，照射到极薄的样品（<200nm）上，透过部分再经聚焦放大，可以在成像平面上形成一幅能反映样品微观特征的高分辨率电子像，再经过中间镜和投影镜进一步放大并投影到荧光屏上，即可被人眼直接观察到，也可以通过摄像记录。样品的移动可以通过移动杆进行。高性能的电钮，还能使样品台倾斜，以获取最佳衬度以及不同方位下的图像资料。镜筒内的真空程度，一般应优于 $10^{-2}\sim10^{-4}Pa$。

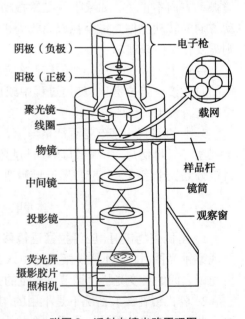

附图2　透射电镜光路原理图

在现有各种类型的显微镜中,以透射电镜的分辨本领最高,放大倍数最大,它的点分辨率可达 2Å 左右。透射电镜观察的样品切片是超薄切片,一般厚度为 600Å 以下。

2. 扫描电镜　是 1964 年以后迅速发展的一种新型电子光学仪器。成像原理类似于电视摄影显像方式,利用细聚焦电子束在样品表面扫描时激发产生的某些物理信号来调制成像。样品受一束加速电子轰击时,入射电子将与样品中所含元素的原子核和核外电子发生弹性与非弹性散射,激发样品产生多种物理信号,其中主要有:

(1)背散射电子或称反射电子:是被样品中原子核反弹回来的入射电子,能量大于 50eV。

(2)二次电子:被入射电子轰击出来的核外电子,能量小于 50eV,大多数在 2~50eV。

(3)吸收电子:电子发生多次非弹性散射后,能量不断下降,最后被样品吸收。

(4)透射电子:穿透样品的入射电子。

(5)特征 X 射线:样品中原子的内层电子受高能入射电子激发后,外层电子填补到内层电子空位时所释放出的具有特征能量和波长的一种电磁波辐射。

这些物理信号的强度随样品表面特征而变化。在电子束扫描过程中,样品表面上不同的特征将按顺序成比例地转换为视频信号,然后用闪烁计数器来检测二次电子、背散射电子等信号,并经过视频放大和信息处理,用来同步调整阴极射线管的电子束强度,从而得到一幅与样品表面特征相对应的扫描图像。

扫描电镜所用样品的制备方法很简单,能导电的金属矿物,可以直接放在样品托上进行观察。非导体物质,在样品托上放上样品后,要喷镀厚约 20nm 的导电膜,多选用二次电子发射系数高的金或炭。

目前大多数扫描电镜,放大倍数可以从 20 倍连续调节到 20 万倍左右,二次电子像分辨率优于 60Å,景深(或焦深)较大,成像富立体感。同时可用扫描电镜直接观察大块样品,是进行表面形貌研究的有力工具。

附录8　超薄切片和扫描标本的制备方法

1. 透射式电子显微镜观察的切片　为超薄切片,一般厚度低于 600Å。这样的切片能使电子透过,能足够消除结构重叠,具有较高的分辨率。

(1)取材:取材应按照观察目的要求选取,应小于 $0.5mm^3$。

(2)固定:目的是尽量保持细胞生活状态,并使组织适当硬化,防止切片时变形。

常用固定剂有四氧化锇、四氧化钌、高锰酸盐、醛四种。其中较常用的是四氧化锇,它不仅可以作为固定剂,而且还可作为电子染色剂,是目前使用最广泛的固定剂。常用浓度为 1%,固定温度在 0~4℃,固定时间视材料而定,一般在 30~60 分钟。固定时 pH 为 7.2~7.4。

(3)洗涤:固定的标本,需清洗,最好用缓冲溶液,在约 15 分钟内快速漂洗 2~3 次,即可。少数品种需清洗数小时。

(4)脱水:脱水的目的是便于引入包埋剂,应脱尽组织材料中的游离水,常用脱水剂为乙醇或丙酮,采用梯度脱水,每隔 10~15 分钟进行脱水一次,大多采用从低浓度到高浓度的方法脱水,如从 30% → 50% → 70% → 90% 直到 100% 的纯溶剂(2~3 次)为止。

(5)包埋:包埋指标本包埋到一种合适的物质中去,使它具有足够的强度,能被切成超薄切片。

包埋剂应具备的条件：能与脱水物质完全混溶；很少抽提细胞物质；黏度低，易渗透进组织标本；聚合均匀且体积变化小；切片性质好（包括均匀性、硬度、可塑性和弹性）；包埋标本易用重金属染色；电子束轰击下热稳定性好；在电镜下不显示任何微观结构；材料来源丰富、价廉、无毒且易处理。

常用包埋剂：环氧树脂、甲基丙烯酸酯、聚酯树脂。目前使用较多的包埋介质是环氧树脂 618，淡黄色，环氧值为 0.48～0.54 当量 /100g，黏度在 40℃时 ≯ 2500 厘泊，包埋剂配方如下：

环氧树脂 618	50ml
十二碳烯琥珀酸酐（DDSA）	50ml　　（固化剂）
邻苯二甲酸二丁酯（DBP）	5ml　　（改进剂）
2，4，6- 三（二甲胺基甲基）苯酚（DMP-30）	1ml　　（催化剂）

将前 3 种混合，充分搅拌（或放在振荡器上）均匀，然后置于 40℃温箱中排出气泡，最后加入 DMP-30，再充分搅拌混合。

在室温下，标本先在丙酮和包埋剂的混合液 1∶1 中浸渍 1.5～2 小时后，移至 1∶2 混合液中浸渍 1.5～3 小时，最后在 35～40℃时于纯包埋液中浸渍 3 小时，在 60℃烤箱中聚合 24～48 小时。它的收缩比较小，对超微结构的保存较好。它的缺点是图像颗粒粗和黏度大。

（6）切片：包埋好的标本于解剖镜下修成梯形，固定在超薄切片机上切片，厚度为 600Å，漂浮于水槽面上，收集到载网上。

（7）支持膜的制备：当包埋剂用的是具有足够的强度，能耐受电子轰击的环氧树脂和聚酯树脂而载网有 300～400 网孔 / 英寸时，不需要支持膜；当载网的孔比 200 网孔 / 英寸更大时，无论使用何种类型的包埋物质都需要用支持膜。通常制备支持膜的材料是火棉胶或者福尔蒙瓦尔（Formvar），厚度在 100～200Å，如用炭膜，厚度在 20～100Å。

（8）染色：超薄切片是电子染色，是由于各种组织成分对电子的散射不同所致。为了增强某些成分的对比，可选择一定的物质加进去，与细胞的某些成分或结构结合起来，使那些与其结合的成分或结构对电子的散射能力增强，从而达到提高样品本身反差，有助于获得较高的分辨率。目前使用最广泛的染色剂是铀盐和铅盐，铀和铅具有不同的染色特征，目前普遍采用双重染色，即先用铀染色后，再用铅染色，相互补充，从而获得较佳染色效果。植物组织比动物组织需要的时间少。染色可以在固定期间，亦可在包埋以后。一般来说，在包埋后染色（片染）优于包埋前染色（块染），因其组织已经包埋，染色剂的抽提和置换较少，精细结构变形较少，反差增加较快、较大，染色较均匀，且操作较为简单，易于控制。片染大致过程：①在干净培养皿内放置蜡板；②醋酸铀染液滴于蜡板上；③将有切片的载网（有切片的一面向下）覆盖于染液上 15～30 分钟；④用双蒸水冲洗，吸干；⑤将载网覆盖于柠檬酸铅染液上 5～10 分钟；⑥用双蒸水冲洗，吸干。染色后的超薄切片即可用电镜观察其组织特征。

2. 扫描电镜生物标本制备方法

（1）取材：标本一般小于 10mm，并要尽可能薄。取样要尽可能取有代表性的部位。对于要相互对比的样品，要尽可能取相同部位。对脆性或塑性很大的样品以及切面很大的样品,应在深度冷冻条件下切割。

（2）标本的清洁：清洁方法要根据样品的类型和研究的目的采用不同的方法。有用空气或从除尘器来的气体吹；蒸馏水、生理盐水或缓冲液洗涤；有机溶剂洗涤等方法。

（3）固定：少数标本不需要固定,就能脱水和临界点干燥,例如花粉颗粒等。但是大多数组织要求固定,常用固定剂是四氧化锇。

（4）脱水：方法与超薄切片相似。

（5）干燥：生物标本大多数都要经过干燥处理后才能镀金进行扫描观察。目前最好的是临界点干燥法,其次是冷冻干燥、真空干燥,最差的是空气干燥。

（6）镀膜：生物样品导电性很差,一般不能直接放到扫描电镜中观察,必须进行导电处理。最常用的方法是把样品放到真空喷涂台内喷涂一薄层金属,使整个样品表面与标本台形成一层连续的导电膜,它与标本表面凹凸形象完全一样且连续,标本表面的形貌都能再现。金属被覆可以增加样品二次电子的发射率,提高信号的强度,从而使图像的对比增强,质量提高。同时,金属被覆使标本更能耐受电子束的轰击。

常用的被覆金属有金、铂、钯和它们的合金。单用金属被覆往往不连续,不均匀,现在常用双重被覆,先用炭被覆,再以金属被覆。

（7）观察：观察标本的表面特征,配合摄影,获取三维图像更佳。

附录9　中药质量标准分析方法验证指导原则

在建立中药质量标准时,分析方法需经验证；在处方、工艺等变更或改变原分析方法时,也需对分析方法进行验证。中药质量标准分析方法验证的目的是证明采用的方法适合于相应检测要求。方法验证过程和结果均应记载在药品质量标准起草或修订说明中。

需验证的分析项目有：鉴别试验、限量检查、含量测定以及其他需控制成分（如残留物、添加剂等）的测定。在中药制剂溶出度、释放度等检查中,其溶出量等检测方法也应作必要验证。

验证内容：准确度、精密度（包括重复性、中间精密度和重现性）、专属性、检测限、定量限、线性、范围和耐用性。应视具体方法拟订验证内容。

方法验证内容如下：

一、准　确　度

准确度系指用该方法测定结果与真实值或参考值接近的程度,一般用回收率（%）表示。准确度应在规定的范围内测试。用于定量测定的分析方法均需做准确度验证。

（一）方法的准确度

可用已知纯度的对照品做加样回收测定,即于已知被测成分含量的供试品中精密加入一定量的已知纯度被测成分的对照品,依法测定。用实测值与供试品中含有量之差,除以加入对照品量,计算回收率。

在加样回收试验中须注意对照品的加入量与供试品中被测成分含量之和必须在标准曲线线性范围之内,加入的对照品的量要适当,过小则引起较大的相对误差,过大则干扰成分相对减少,真实性差。

$$回收率 =(C-A)/B×100\%$$

式中，A 为供试品所含被测成分量；B 为加入对照品量；C 为实测值。

（二）数据要求

在规定范围内，取同一浓度的供试品，用至少 6 个测定结果进行评价；或设计 3 个不同浓度，每个浓度各分别制备 3 份供试品溶液进行测定，用 9 个测定结果进行评价，一般中间浓度加入量与所取供试品含量之比控制在 1∶1 左右。应报告供试品取样量、供试品中含有量、对照品加入量、测定结果和回收率（%）计算值，以及回收率（%）的相对标准偏差（RSD%）或可信限。

二、精　密　度

精密度系指在规定的测试条件下，同一个均匀供试品，经多次取样测定所得结果之间的接近程度。精密度一般用偏差、标准偏差或相对标准偏差表示。

精密度包含重复性、中间精密度和重现性。

在相同条件下，由同一个分析人员在较短的间隔时间内测定所得结果的精密度称为重复性；在同一个实验室，不同时间由不同分析人员用不同设备测定结果之间的精密度称为中间精密度；在不同实验室，由不同分析人员测定结果之间的精密度称为重现性。用于定量测定的分析方法均应考察方法的精密度。

1. 重复性　在规定范围内，取同一浓度的供试品，用至少 6 个测定结果进行评价；或设计 3 个不同浓度，每个浓度各分别制备 3 份供试品溶液进行测定，用 9 个测定结果进行评价。

2. 中间精密度　为了考察随机变动因素对精密度的影响，应进行中间精密度试验。变动因素为不同日期、不同分析人员、不同设备等。

3. 重现性　当分析方法将被法定标准采用时，应进行重现性试验。例如建立药典分析方法时，通过不同实验室的复核检验得出重现性结果。复核检验的目的、过程和重现性结果均应记载在起草说明中。应注意重现性试验用的样品本身的质量均匀性和贮存运输中的环境影响因素，以免影响重现性结果。

4. 数据要求　均应报告标准偏差、相对标准偏差或可信限。

三、专　属　性

专属性系指在其他成分可能存在的条件下，采用的方法能正确测定出被测成分的特性。鉴别试验、含量测定、杂质检查等方法均应考察其专属性。

1. 鉴别试验　应能与可能共存的物质或结构相似化合物区分。不含被测成分的供试品，以及结构相似或组分中的有关化合物，均不得干扰测定。显微鉴别、色谱及光谱鉴别等应附相应的代表性图像或图谱。

2. 含量测定和杂质测定　以不含被测成分的供试品（除去含待测成分药材或不含待测成分的模拟复方）试验说明方法的专属性。色谱法、光谱法等应附代表性图谱，并标明相关成分在图中的位置，色谱法中的分离度应符合要求。必要时可采用二极管阵列检测和质谱检测，进行峰纯度检查。

四、检　测　限

检测限系指供试品中被测物能被检测出的最低量。确定检测限常用的方法如下：

1. 直观法　用一系列已知浓度的供试品进行分析,试验出能被可靠地检测出的最低浓度或量。

可用于非仪器分析方法,也可用于仪器分析的方法。

2. 信噪比法　仅适用于能显示基线噪声的分析方法,即把已知低浓度供试品测出的信号与空白样品测出的信号进行比较,算出能被可靠地检测出的最低浓度或量。一般以信噪比为3∶1或2∶1时相应浓度或注入仪器的量确定检测限。

3. 数据要求　应附测试图谱,说明测试过程和检测限结果。

五、定　量　限

定量限系指供试品中被测成分能被定量测定的最低量,其测定结果应具一定的准确度和精确度。对微量或痕量药物分析、定量测定药物杂质和降解产物时,应确定方法的定量限。常用信噪比法确定定量限。一般以信噪比为10∶1时相应浓度或注入仪器的量进行确定。

六、线　　性

线性系指在设计的范围内,测试结果与供试品中被测物浓度直接呈比例关系的程度。

应在规定的范围内测定线性关系。可用一贮备液经精密稀释,或分别精密称样,制备一系列供试品的方法进行测定,至少制备5个浓度的供试品。以测得的响应信号作为被测物浓度的函数作图,观察是否呈线性,再用最小二乘法进行线性回归。必要时,响应信号可经数学转换,再进行线性回归计算。数据要求应列出回归方程、相关系数和线性图。

七、范　　围

范围系指达到一定精密度、准确度和线性,测试方法适用的高低限浓度或量的区间。

范围应根据分析方法的具体应用和线性、准确度、精密度结果及要求确定。对于有毒的,具特殊功效或药理作用的成分,其范围应大于被限定含量的区间。溶出度或释放度中的溶出量测定,范围应为限度的±30%。

八、耐　用　性

耐用性系指在测定条件有小的变动时,测定结果不受影响的承受程度,为使方法用于常规检验提供依据。开始研究分析方法时,就应考虑其耐用性。如果测试条件要求苛刻,则应在方法中写明。

典型的变动因素有:被测溶液的稳定性,样品提取次数、时间等。

液相色谱法中典型的变动因素有:流动相的组成比例或pH,不同厂牌或不同批号的同类型色谱柱,柱温,流速及检测波长等。

气相色谱法变动因素有:不同厂牌或批号的色谱柱,固定相,不同类型的担体,柱温,进样口和检测器温度等。

薄层色谱的变动因素有:不同厂牌的薄层板,点样方式及薄层展开时温度及相对湿度的变化等。

经试验,应说明小的变动能否通过设计的系统适用性试验,以确保方法有效。

附表 1　检验项目和验证内容

内容＼项目	鉴别	限量检查		含量测定及溶出量测定
		定量	限度	
准确度	–	+	–	
重复性	–	+	–	
中间精密度	–	+①	–	+①
重现性②	+	+	+	+
专属性③	+	+	+	+
检测限	–	–	+	
定量限	–	+	–	
线性	–	+	–	+
范围	–	+	–	+
耐用性	+	+	+	+

注：①已有重现性验证，不需验证中间精密度；②重现性只有在该分析方法将被法定标准采用时做；③如一种方法不够专属，可用其他分析方法予以补充

附表 1 中列举了在不同类型的分析方法验证中被认为是最重要的项目，"–"表示通常不需要验证的项目，"+"表示通常需要验证的项目，如遇特殊情况，仍应根据具体分析对象和情况而定。

1. 国家药典委员会. 中华人民共和国药典（一部）. 北京：中国医药科技出版社，2015

2. 中国医学科学院药物研究所. 中药志（Ⅰ-Ⅳ册）. 北京：人民卫生出版社，1979，1982，1993，1994，1998

3. 徐国钧. 中国药材学. 北京：中国医药科技出版社，1996

4. 中国科学院植物研究所. 中国高等植物图鉴（第一、二、三、四、五册，补编）. 北京：科学出版社，1972—1983

5. 江苏新医学院. 中药大辞典（上、下册）. 上海：上海人民出版社，1977

6. 徐国钧. 生药学. 北京：人民卫生出版社，1987，1995

7. 任仁安. 中药鉴定学. 上海：上海科学技术出版社，1986

8. 李家实. 中药鉴定学. 上海：上海科学技术出版社，1996

9. 徐国钧. 常用中草药品种整理和质量研究·南方协作组（第一册）. 福州：福建科学技术出版社，1997

10.《全国中草药汇编》编写组. 全国中草药汇编（上、下册）. 北京：人民卫生出版社，1978，1990

11. 江苏省植物研究所. 新华本草纲要（第一、二、三册）. 上海：上海科学技术出版社，1988，1990，1991

12. 周荣汉. 中药资源学. 北京：中国医药科技出版社，1993

13. 康廷国. 中药鉴定学. 北京：中国中医药出版社，2003

14. 张贵君. 中药鉴定学. 北京：科学出版社，2002

15. 阎文玫. 中药材真伪鉴定. 北京：人民卫生出版社，1994

16. 郑俊华. 生药学. 第3版. 北京：人民卫生出版社，1999

17. 张贵君. 中药鉴定学实验. 北京：科学出版社，2002

18. 郑俊华. 生药学实验指导. 北京：北京医科大学出版社，2001

19. 王永珍. 中药鉴定学实验指导. 上海：上海科学技术出版社，1998

20. 王喜军. 中药鉴定学. 北京：高等教育出版社，2009

21. 周晔. 生药学. 北京：人民卫生出版社，2007

22. 刘塔斯. 生药学实验指导. 北京：人民卫生出版社，2007